ANTJE KORTE

Pilates

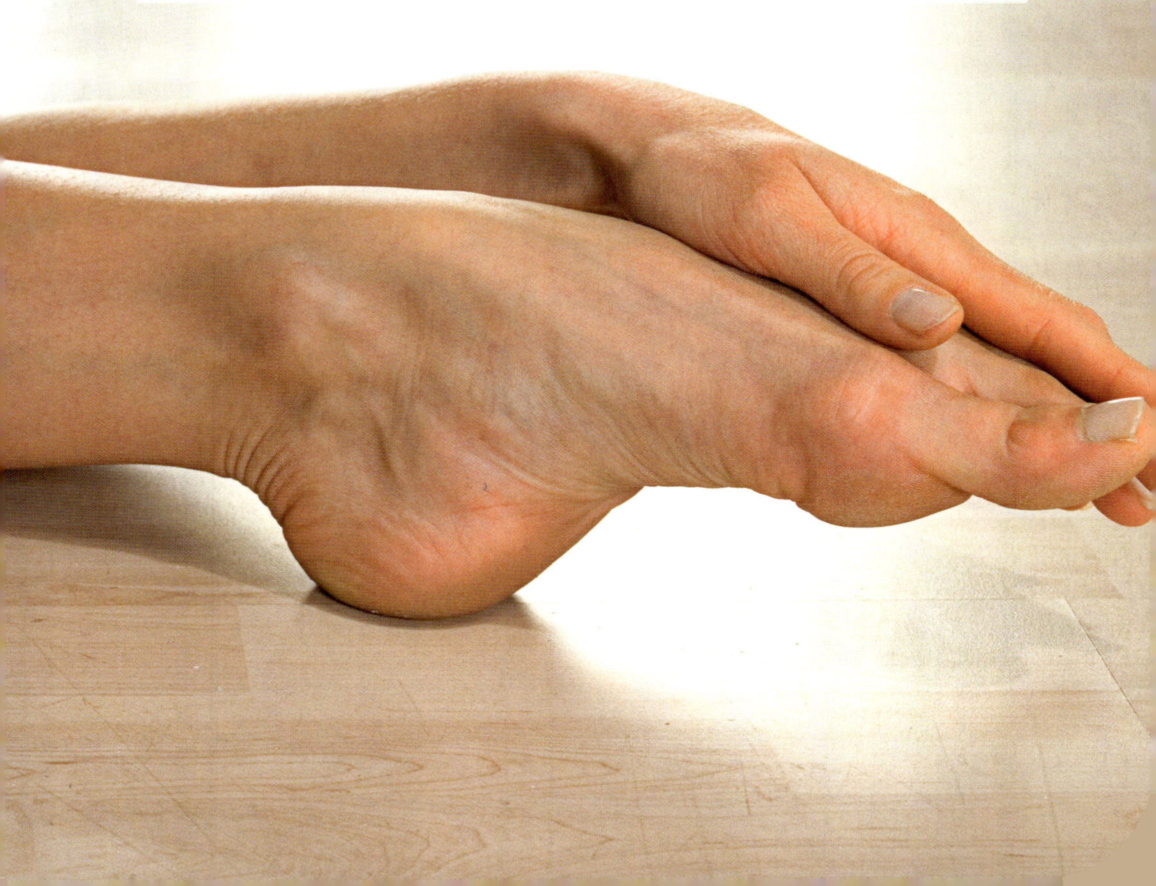

THEORIE

PRAXIS

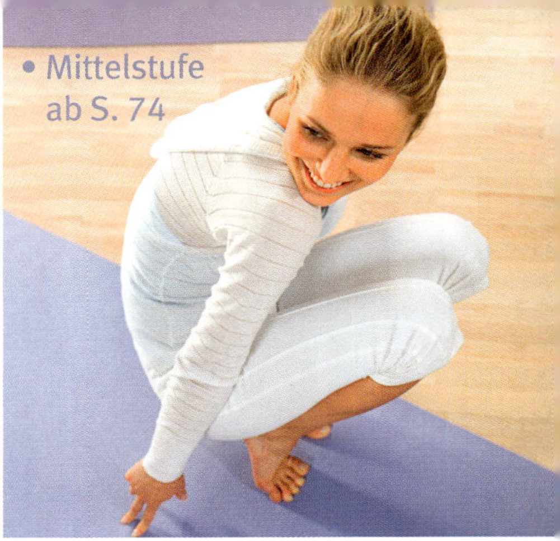

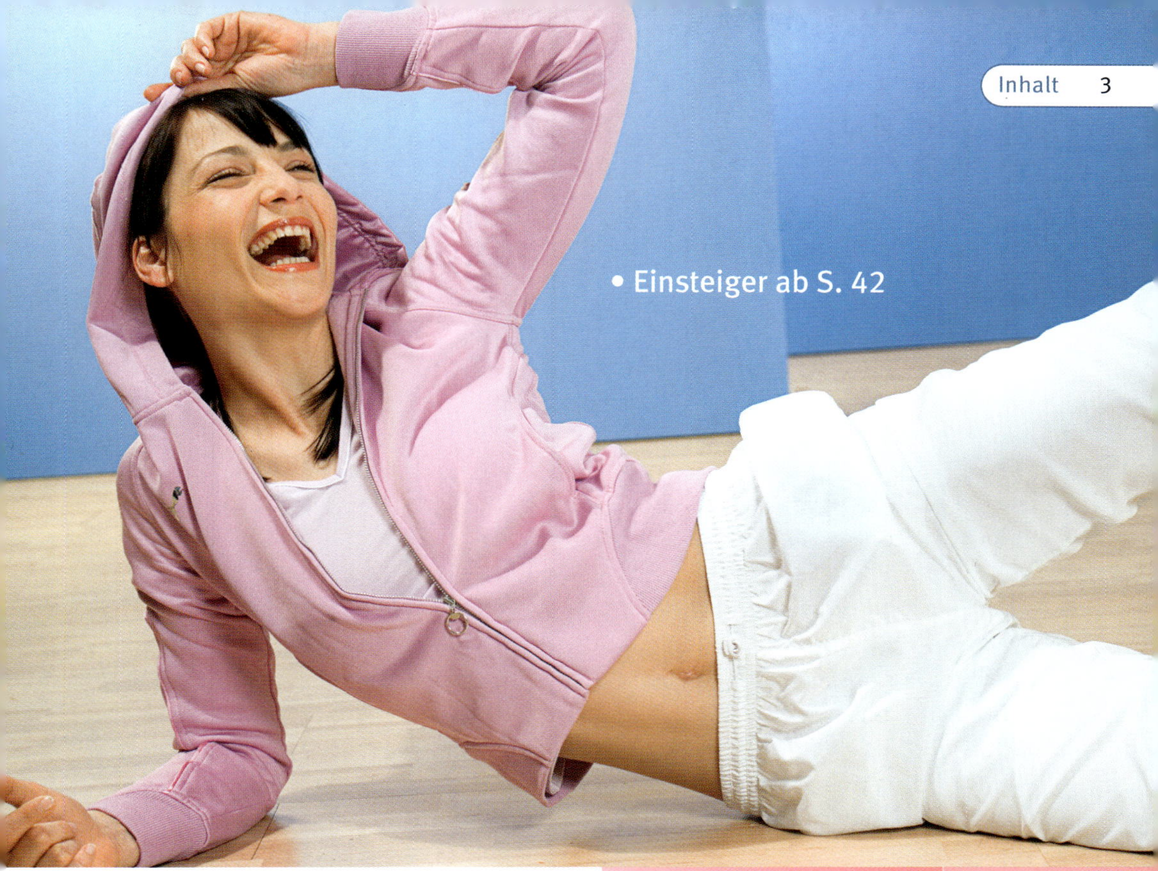

SERVICE

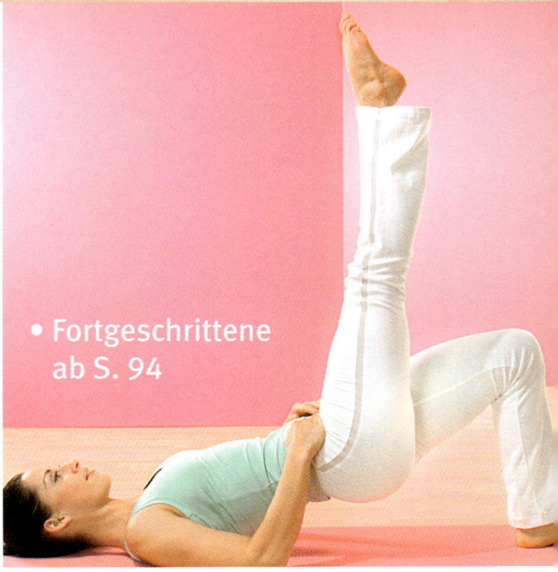

DIE AUTORIN

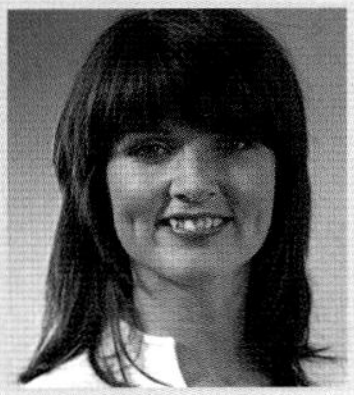

Antje Korte ist Pädagogin und Pilates-Trainerin und verfügt über langjährige Erfahrung im Bereich Körperarbeit. Sie ließ sich unter anderem in Düsseldorf und New York künstlerisch ausbilden in Klassischem Tanz, Jazz und Modern Dance. Während eines längeren Tanzaufenthalts in New York lernte sie das Pilates-Training kennen und lieben. Sie absolvierte ihre Ausbildung zur Pilates-Trainerin bei Body Control Pilates, London. An den Geräten wurde sie im Center Circle Pilates Studio®, München ausgebildet. Antje Korte betreibt ihr eigenes Studio am Niederrhein, in dem sie sowohl Mattenklassen unterrichtet als auch als Personal Trainer mit den Pilates-Geräten arbeitet. Sie ist Mitglied von Body Control Pilates in London, im Deutschen Pilates Verband e.V. und bei TaMeD – Tanzmedizin Deutschland e. V.

EIN WORT ZUVOR

Als ich zum ersten Mal auf Pilates stieß, war ich fasziniert von der Präzision, mit der die Trainierenden ihre Übungen ausführten. Fast sahen ihre Bewegungen aus wie ein Tanz im Liegen. Dennoch fragte ich mich, was denn so spektakulär und neu an dieser Trainingsform sein sollte. So grundlegend anders sahen die Übungen nun auch wieder nicht aus, wenn man sie mit anderen Workouts verglich.
Als ich dann mit meinem eigenen Pilates-Training begann, kristallisierte sich sehr schnell heraus, worin der große Unterschied zwischen Pilates und vielen anderen Formen des Körpertrainings besteht: Mit Pilates trainierte ich nicht nur meinen Körper, sondern ich bekam gleichzeitig die Möglichkeit, mich selbst näher kennenzulernen. Ich begann meinen Körper genauer zu beobachten und meine körperlichen Fähigkeiten besser einzuschätzen; ich merkte, an welchen Stellen ich mich – sowohl körperlich als auch seelisch – verspannte. Schon bald konnte ich meine Erkenntnisse aus dem Training auch auf den Alltag übertragen.
Haben Sie Lust auf ein solches Workout, das Ihren gesamten Körper trainiert und das Ihnen gleichzeitig die Möglichkeit bietet, eine Entdeckungsreise zu sich selbst zu unternehmen? Trainieren Sie mit Hilfe dieses Buches und erfahren Sie an Ihrem eigenen Körper, was das Besondere und Einzigartige an Pilates ist. Mit diesem Ratgeber können Sie sich anhand einer Selbstanalyse Ihr ganz individuelles Trainingsprogramm zusammenstellen und so in die Welt von Pilates eintauchen. Sie bekommen einen umfassenden Überblick über Theorie und Praxis des Pilates-Trainings und finden eine reichhaltige Auswahl an Übungen, von Basis- zu Fortgeschrittenenübungen, von Pre-Pilates- zu Originalübungen. Ein Buch für jeden Level!

Antje Korte

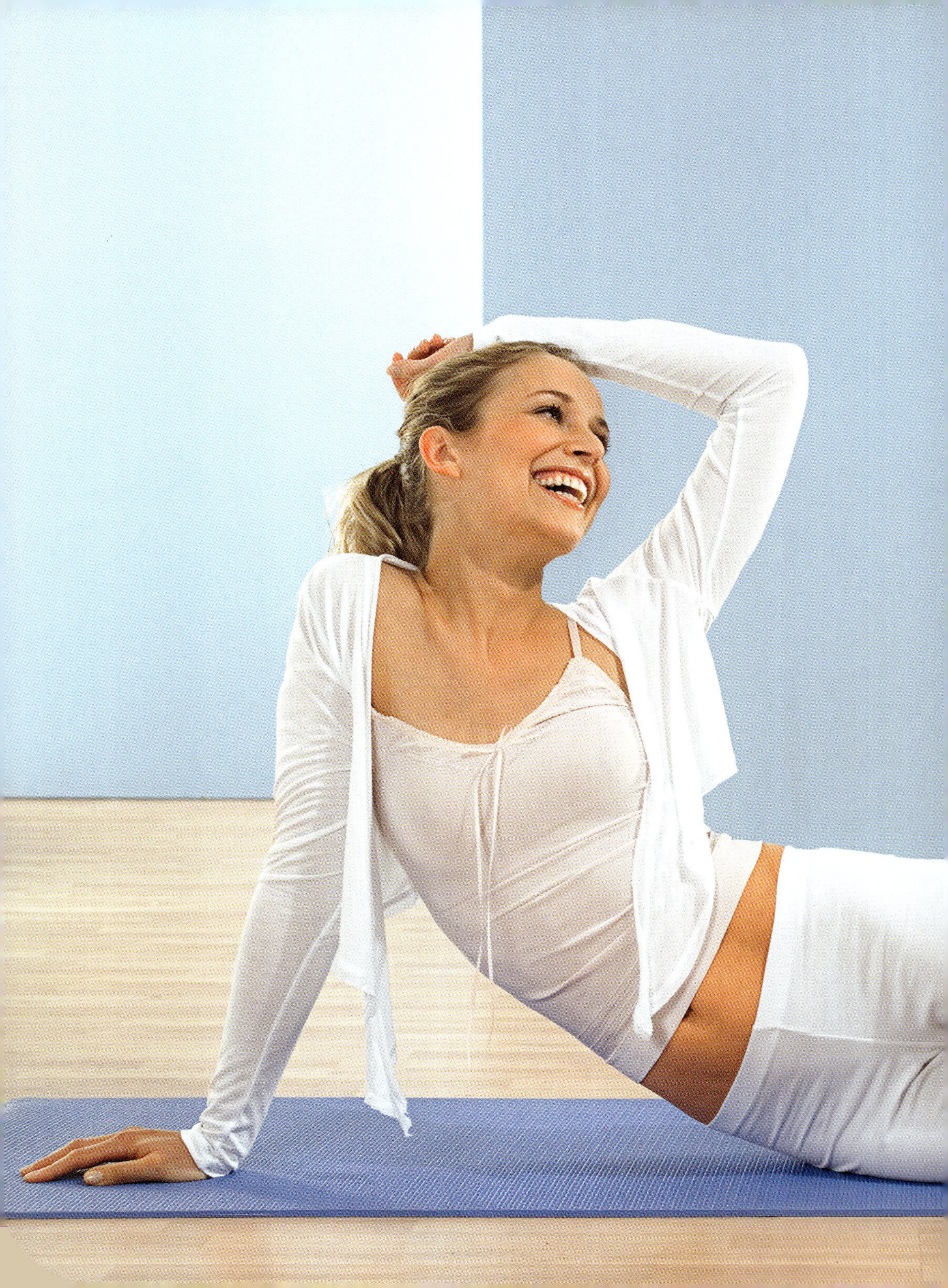

FITNESS FÜR KÖRPER UND SEELE

Pilates macht Spaß, ist sehr variabel und leicht zu erlernen. Sanft, aber effektiv strafft und formt es Ihren Körper. Hier erfahren Sie, was Sie für den Einstieg brauchen.

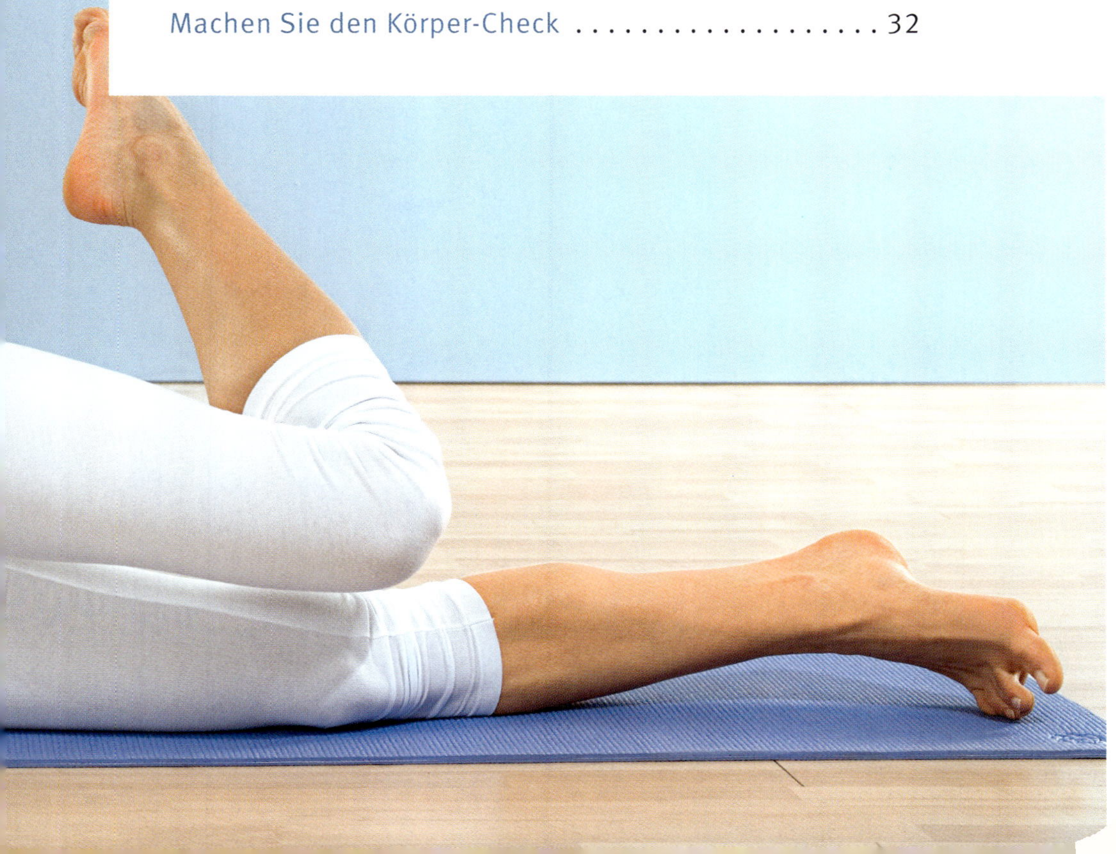

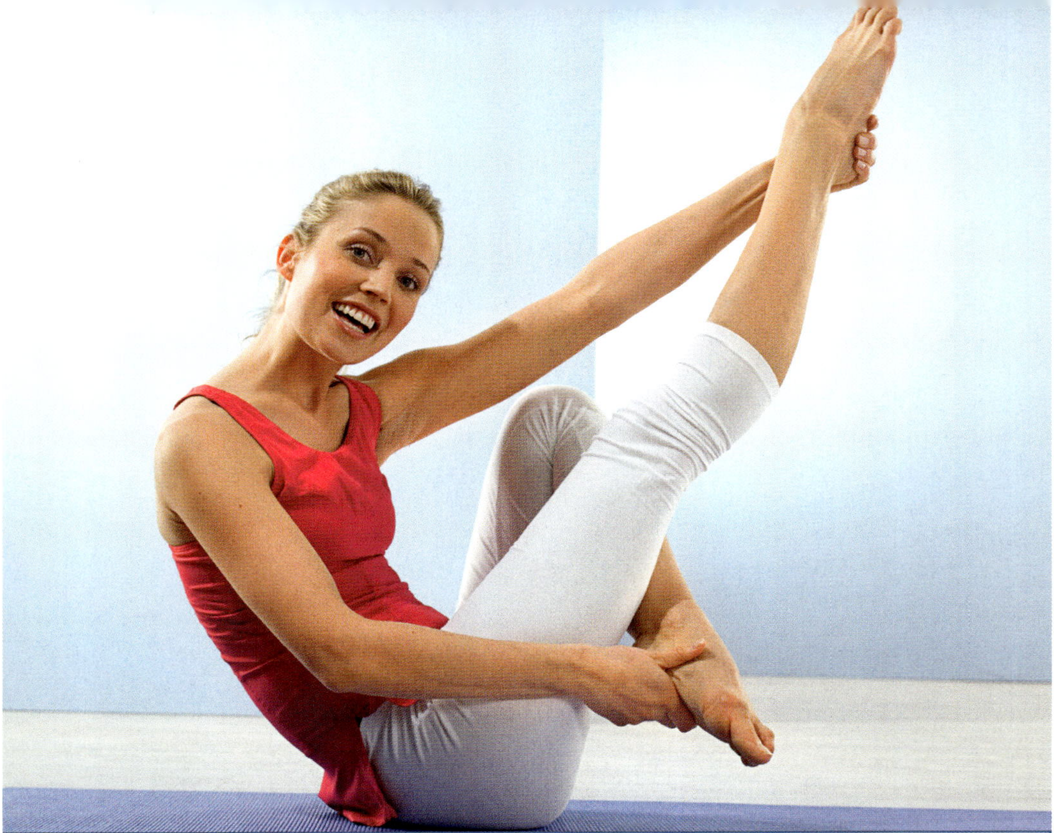

Was ist Pilates?

Pilates ist ein äußerst sanftes und wirkungsvolles Workout, das den Körper kräftigt und formt, dehnt und entspannt. In kürzester Zeit hilft Pilates, die Körperhaltung zu verbessern, korrigiert Haltungsfehler und stärkt das Körperbewusstsein. In seinem Ursprung besteht das Trainingsprogramm nach Joseph Hubertus Pilates aus einem Bodentraining – es wird in so genannten Mattenklassen unterrichtet – und zusätzlich aus einem Training an speziellen Geräten, die von ihm selbst entwickelt wurden. Charakteristisch für dieses Workout und Basis für schnell sichtbare Trainingserfolge sind präzise ausgeführte Übungen mit geschmeidigen Bewegungen sowie ein größtmögliches Maß an Entspannung und eine natürliche, tiefe Atmung. Durch die bewusste Konzentration auf die einzelnen Bewegungen wird das Gehirn beim Üben nicht einfach ausgeschaltet. Vielmehr ermöglicht ein wacher Geist die korrekte Ausführung der Übungen, denn er sorgt dafür, dass Sie Ihre Gedanken gezielt auf das lenken, was in Ihrem Körper geschieht. Sie schlagen also zwei Fliegen mit einer Klappe, wenn Sie durch das Training nicht nur Ihren Körper straffen und formen, sondern gleichzeitig Ihre Körperwahrnehmung schulen. Der Lohn: Es stellt sich ein herrlicher Entspannungszustand ein.

MEHR ALS FITNESS
Pilates erfrischt den Geist, harmonisiert die Seele und schenkt Ihnen eine positivere Ausstrahlung!

Pilates und das Zusammenspiel der Muskeln

Haben Sie sich eigentlich schon einmal überlegt, was die Muskeln in unserem Körper im Stehen oder Sitzen, beim Gehen oder Laufen leisten? Das ist einiges; und es kommt dabei auf ihr harmonisches Zusammenspiel an.

Ein Muskel arbeitet nie allein, sondern immer mit einem ihm gegenüberliegenden Gegenspieler zusammen. Beim Zusammenziehen des aktiven Muskels wird sein »Partner« auf der anderen Seite auseinandergezogen, wodurch die Kontraktion begrenzt und in einem für ihn gesunden Rahmen gehalten wird. Dieses Zusammenspiel gerät jedoch sehr häufig aus dem Gleichgewicht. Die Gründe dafür sind ganz unterschiedlich. So setzen wir unseren Körper oft einseitig ein: Wir sitzen allzu lange vor dem Computer, tragen unsere Kinder immer auf derselben Hüfte oder schleppen die schweren Einkaufstüten ständig mit derselben Hand. Auch Krankheiten und Verletzungen beeinflussen den Körper. Ein verletzter Knöchel etwa oder das Gehen mit der Unterstützung von Gehhilfen haben oftmals zur Folge, dass man sich Bewegungen angewöhnt, die zwar den verletzten Teil des Körpers schonen, die Muskeln jedoch insgesamt aus der Balance bringen. Diese Ausweichbewegungen führen dazu, dass sich bestimmte Muskeln über einen langen Zeitraum hinweg zusammenziehen (kontrahieren), um die entsprechende Position einzunehmen. Dadurch werden die gegenüberliegenden Muskeln dauerhaft auseinander gezogen. Der kontrahierte Muskel verkürzt sich und verkrampft, der Gegenspieler wird überdehnt und geschwächt.

Mobilisatoren und Stabilisatoren

Um die Wichtigkeit der Muskelbalance zu verstehen, muss man wissen, dass unser Körper durch zwei Typen von Skelettmuskeln bewegt wird. Zum einen durch die Mobilisatoren, die an der Körperoberfläche liegen und deren Aufgabe es ist, unsere Extremitäten – Arme und Beine – zu bewegen. Zum anderen durch die Stabilisatoren, die dem Körpermittelpunkt näher sind und deren Aufgabe es ist, den Rumpf stabil zu halten, während die Mobilisatoren die Extremitäten bewegen. Das optimale Funktionieren der Stabilisatoren garantiert, dass der Körper während einer Bewegung bestmöglich ausgerichtet ist und die Knochen dadurch reibungslos in den Gelenken bewegt werden können.
Die Muskeln, die am häufigsten vom Ungleichgewicht der Muskelbalance geschwächt werden, sind die tief liegenden Stabilisatoren. Sind sie zu schwach, können auch die Mobilisatoren nicht mehr optimal arbeiten, zudem versuchen diese dann oft ihrerseits, den Körper zu stabilisieren. So führen sie dauerhaft Bewegungen aus, für die sie nicht konstruiert sind. Die Muskeln sind schnell überarbeitet und verkrampfen, der Rumpf wird instabil und die Gelenke können durch die Fehlbelastung verschleißen.

MUSKEL-GLEICHGEWICHT
Wenn das Zusammenspiel der Muskeln aus dem Gleichgewicht geraten ist, können Kopfschmerzen durch Nackenverspannungen, Ischiasbeschwerden und Rückenprobleme die Folge sein.

Wie funktioniert das Pilates-Training?

Im Pilates versucht man, die natürliche Muskelbalance wiederherzustellen. Verkürzte Muskeln werden im Training gedehnt und die gegenüberliegenden geschwächten Muskeln gestärkt. Zunächst aber werden bei präzise ausgeführten Basisübungen die überaktiven Mobilisatoren ausgeschaltet. Dies ermöglicht es den Stabilisatoren, durch die größtmögliche Entspannung der umgebenden Muskulatur isoliert ihrer Aufgabe nachzukommen. Für einfache »Curl-Ups« (Seite 64) heißt das zum Beispiel: Während der Übung wird nicht nur der Oberkörper angehoben, sondern

JOSEPH HUBERTUS PILATES

Pilates war als Kind eher schwächlich und häufig krank. Um seine von Natur aus schwache Konstitution zu stärken, beschäftigte er sich schon als Jugendlicher mit so unterschiedlichen Sportarten wie Turnen, Fechten, Skilaufen, Boxen und Ringen. Dadurch bekam er schon bald einen derart athletischen Körper, dass er für anatomische Lehrtafeln Modell stand. Ihn faszinierten auch östliche Disziplinen wie Taiji und Yoga, insbesondere mit welcher Konzentration sie ausgeübt werden. Er erkannte, dass der Geist den Körper kontrollieren kann und erfasste die enorme Bedeutung des Atems während des Übens. Inspiriert von Trainingsmethoden aus Ost und West entwickelte er seine eigene Technik, die er – aufgrund der präzisen und kontrollierten Bewegungen, die seine Übungen charakterisieren – *contrology* nannte.

1912 siedelte Pilates nach England über, um Profiboxer zu werden. Er verdiente seinen Lebensunterhalt aber zunächst unter anderem damit, Kriminalbeamte von Scotland Yard auszubilden. Mit Ausbruch des Ersten Weltkriegs wurde Joseph Pilates zusammen mit anderen Deutschen auf der Isle of Man interniert. Dort trainierte er weiter und unterrichtete auch seine mitgefangenen Kameraden nach der von ihm entwickelten Methode. Dazu nahm er zum Beispiel Stahlfedern aus den Betten und brachte sie an den Wänden an. Dies war der erste Schritt bei der Entwicklung der speziellen Pilates-Geräte, die auch heute noch mit Stahlfedern arbeiten. Nach Kriegsende kehrte Pilates zunächst nach Deutschland zurück, wo er unter anderem den Boxer Max Schmeling schulte. Ihn begleitete er 1926 nach New York, damals das Mekka der Profiboxer. Auf der Überfahrt nach New York lernte er seine spätere Frau Clara kennen, mit der zusammen er im Haus des New York City Ballet sein Studio eröffnete. Dadurch intensivierte sich die von jeher enge Beziehung zwischen Pilates und Tanz. Berühmte Tänzer wie George Balanchine und Martha Graham trainierten bei ihm. Pilates unterrichtete bis zu seinem Lebensende und starb 86-jährig in New York.

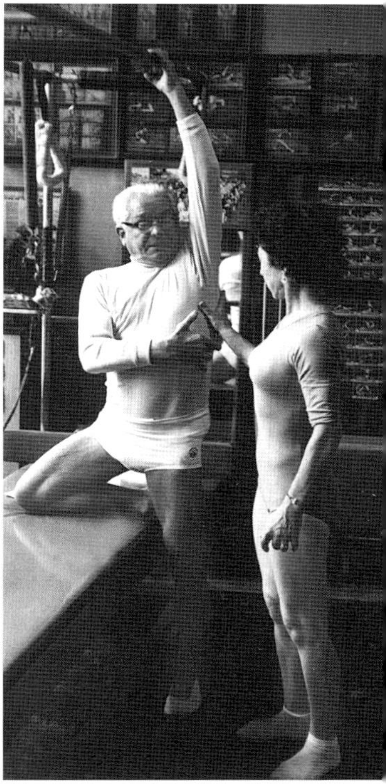

Joseph Hubertus Pilates beim Einzelunterricht. Der 1880 in Mönchengladbach Geborene widmete sein ganzes Leben der Entwicklung eines maßgeschneiderten Körpertrainings. Das Ergebnis: Pilates, eine der weitverbreitetsten Übungsmethoden überhaupt.

FREIHEIT FÜR DIE GELENKE

Ein Ziel des Pilates-Trainings ist immer der schlanke Muskel, da lange Muskeln ausdauernder und weniger verletzungsanfällig sind und den Gelenken die notwendige Bewegungsfreiheit ermöglichen.

gleichzeitig darauf geachtet, dass Oberschenkel, Po und Nacken entspannt sind und dem Bauch nicht »helfen«; so erreicht man gezielt den tief liegenden Bauchmuskel.
Im weiteren Verlauf des Trainings wird darauf geachtet, dass der verkürzte Muskel an Länge und der überdehnte Muskel an Kraft gewinnt. Lange und starke Muskeln schützen den Körper den ganzen Tag über. Kurze, bullige Muskeln hingegen, wie sie bei Bodybuildern häufig zu sehen sind, können zwar für kurze Zeit Hochleistung bringen, sind aber auch schnell ermüdet und dann äußerst verletzungsanfällig.

Welchen Effekt hat Pilates?

Das muskelaufbauende Workout strafft den Körper und macht insbesondere die weiblichen Problemzonen Bauch, Oberschenkel und Po geschmeidig und fest. Der Körper verbessert seine Kondition und verfügt über mehr Kraft und Belastbarkeit im Alltag. Das sehr bewusste Üben verhindert, dass sich neue Verspannungen bilden. Durch Pilates schulen Sie außerdem Ihre Körperwahrnehmung, stärken Ihre Koordinationsfähigkeit und verbessern nach und nach Ihre Haltung.

Verschiedene Richtungen – verschiedene Schwerpunkte

Joseph Pilates hielt das Unterrichten für eine höchst individuelle Sache, sowohl von Seiten des Lehrers als auch von Seiten des Schülers. Oft entwickelte er für einzelne Personen spezielle Workouts, indem er bestehende Übungen variierte, sie individuell zuschnitt und so auf die körperlichen Möglichkeiten des Übenden einging. Dies mag mit ein Grund gewesen sein, warum Pilates nie ein Lehrertraining für Pilates-Ausbilder anbot. Er arbeitete jedoch eng mit Menschen zusammen, die seine Technik nach seinem Tod weitergaben. So unterschiedlich wie deren Persönlichkeiten, so vielfältig sind die Richtungen, in die sich Pilates in den vergangenen Jahrzehnten entwickelt hat.
Einige Trainer unterrichten die Übungen noch heute genau so, wie sie Joseph Pilates entwickelt hat, nämlich körperlich sehr an-

spruchsvoll und nahezu akrobatisch. Andere Lehrer verbinden die Originalübungen mit Aspekten aus dem Yoga. Wiederum eine andere Richtung versucht, den Bedingungen der Fitness-Studios gerecht zu werden, das heißt, die Übungen bewegen sich auf einem recht hohen sportlichen Niveau und werden in einer größeren Gruppe unterrichtet. Die sanfteren Pre-Pilates-Übungen entstanden, als der Wert des Trainingsprogramms auch für die Rehabilitation und den Erhalt der körperlichen Gesundheit erkannt wurde. Sie bereiten auf die komplexen Original-Pilates-Übungen vor, indem sie zunächst schonend und sanft die tief liegenden Muskeln des Körpers kräftigen. Dadurch wird dann der schrittweise Einstieg in die Originalübungen erleichtert. Im Einsteigerkapitel lernen Sie eine Reihe von Pre-Pilates-Übungen kennen, die auch Ihnen den Start in die anspruchsvollere Muskelarbeit vereinfachen.

Das von Joseph Pilates entwickelte Trainingsgerät namens »Reformer« unterstützt schwache Muskeln und bietet außerdem starken Muskeln eine zusätzliche Herausforderung.

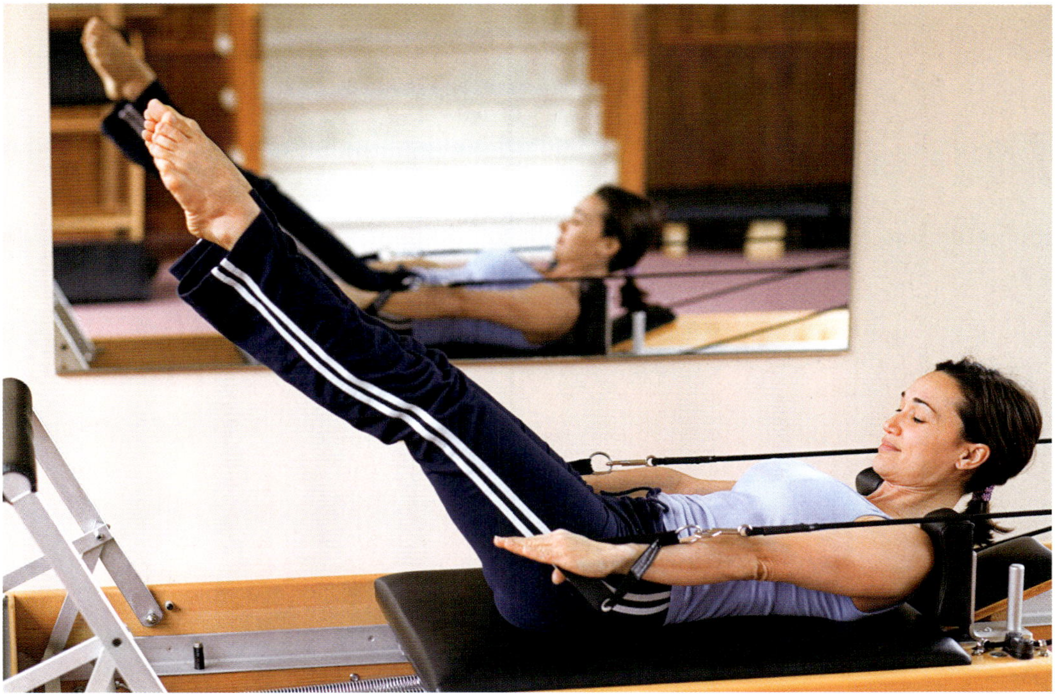

Für wen eignet sich Pilates?

Pilates bietet sich für nahezu jeden an, der sich und seinem Körper etwas Gutes tun möchte. Tänzer schätzen das Pilates-Training ganz besonders, denn es bietet ihnen eine zusätzliche Möglichkeit der Stabilisierung und Zentrierung, das heißt, sie stärken mit Hilfe von Pilates ihre Fähigkeit, die Kraft für ihre Bewegungen aus dem Körperzentrum zu gewinnen (siehe »Pilates-Prinzipien«, ab Seite 16).
Und wie steht es mit Ihnen? Üben Sie einen körperlich anstrengenden Beruf aus? Dann können Sie mit Pilates Verspannungen reduzieren und Entspannung finden. Sitzen Sie viel am Schreibtisch? Ausgleich für die sitzende Tätigkeit bieten Ihnen die Übungen genauso wie Entspannung für den Kopf. Pilates bietet sich auch in der Schwangerschaftsnachsorge an, zur Kräftigung im Alter und in Phasen, in denen Muskelaufbau und körperliche Stärkung gefragt sind, etwa nach Operationen, Verletzungen oder Erkrankungen. Vor allem aber eignet sich Pilates hervorragend zur Gesundheitsvorsorge. Denn wer will das nicht, seinen Körper auf den bestmöglichen Fitness-Stand bringen, Verspannungen beseitigen oder Fehlhaltungen korrigieren?
Auch Sportler profitieren durch Pilates, insbesondere, wenn sie eine Sportart betreiben, die einseitig ausgeführt wird. Gerade Golf-, Tennis- oder Fußballspielern kommen die ausgleichenden Übungen zugute. Sie stärken den gesamten Körper, womit letztlich Verletzungsgefahren vorgebeugt wird.

OPTIMALE ERGÄNZUNG

Viele Sportler nutzen Pilates als Ergänzung zu ihrem herkömmlichen Training, denn es fördert Muskelkraft, Flexibilität und Stabilität.

DIE POSITIVEN WIRKUNGEN VON PILATES AUF EINEN BLICK

- Verbessert die Körperhaltung
- Entspannt die Muskeln
- Muskeln gewinnen an Flexibilität
- Stärkt die Stützmuskulatur und beugt damit Rückenschmerzen vor
- Löst Spannungen und Verkrampfungen in Schultern, Nacken und Brustmuskulatur
- Stellt die Muskelbalance wieder her
- Fördert die Konzentration
- Verringert Stress
- Hebt das Energieniveau
- Verbessert die Ausstrahlung
- Schenkt mehr Selbstvertrauen
- Sorgt für bessere Laune

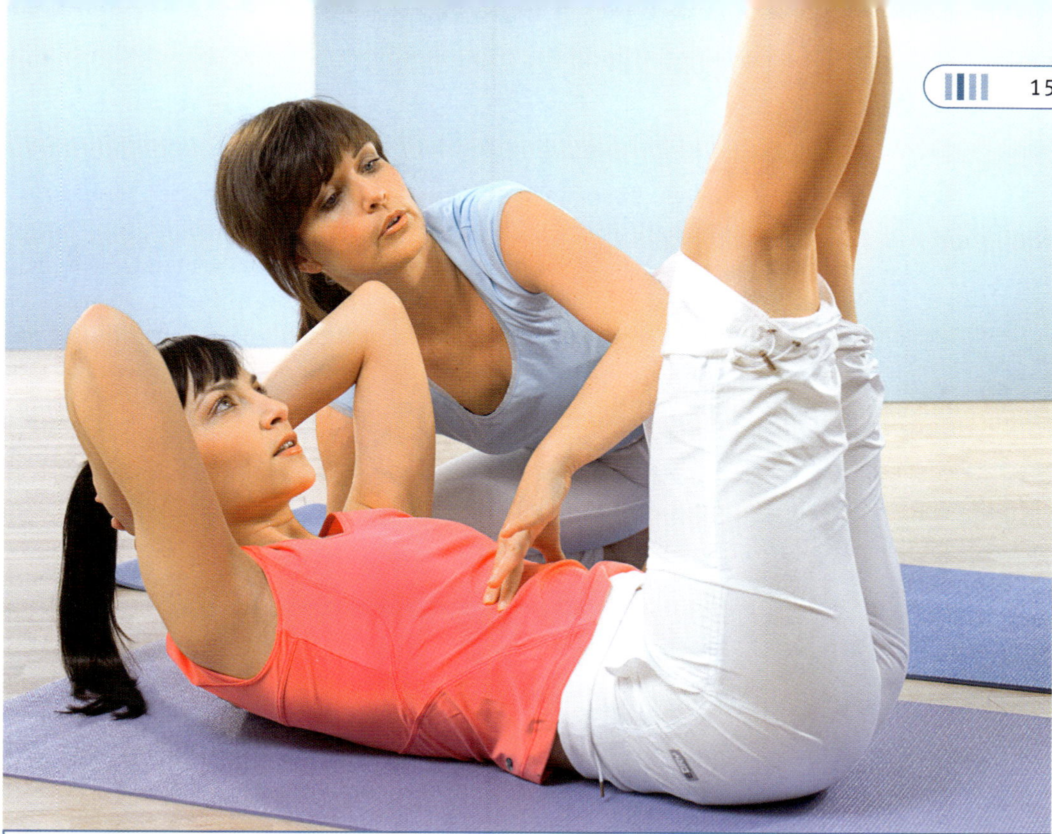

Grundlagen des modernen Pilates-Trainings

Haben Sie schon viele Stunden geschwitzt bei der Nonplusultra-Übung für einen flachen Bauch? Und das ohne den geringsten Erfolg? Ärgerlich. Aber das passiert (nicht nur Ihnen), wenn man sich nicht bewusst macht, wie man die Bewegungen ausführt. Mit Pilates wird das in Zukunft anders sein! Konzentrieren Sie sich während des Übens darauf, Ihren Körper auf das Genaueste zu beobachten. So können Sie feststellen, wie er arbeitet, an welchen Stellen er locker und entspannt, an welchen er verkrampft ist und

welche Muskeln bei der jeweiligen Übung in Aktion sind. Unerwünschte Verspannungen haben von nun an keine Chance mehr und es wird Ihnen mit den verschiedenen Übungen gelingen, genau die Muskeln zu trainieren, die es nötig haben.
So vermeiden Sie auch – ein weiteres Plus! – Verletzungen und Zerrungen, die schnell einmal entstehen, wenn die Bewegungen unbewusst, also rein mechanisch ausgeführt werden und man seinen Körper dadurch überfordert.

Die Pilates-Prinzipien

Die Pilates-Prinzipien, die Sie im Folgenden kennenlernen, bilden die Grundlage für ein effektives Training. Aber keine Sorge! Das, was Ihnen an dieser Stelle möglicherweise sehr theoretisch erscheint, wird Ihnen beim Üben bald in Fleisch und Blut übergehen. So wird auch das Kontrollieren der einzelnen Punkte während des Trainings ziemlich schnell Routine. Die Pilates-Prinzipien wurden von Joseph Pilates selbst aufgestellt, von den unterschiedlichen Organisationen übernommen, abgewandelt und erweitert. Pilates selbst nennt in seinem Buch »Return to Life Through Contrology« Atmung, Kontrolle und Konzentration als die wichtigsten Aspekte seines Trainings. »Body Control Pilates«, die europaweit größte Pilates-Organisation in London, hält heute die folgenden acht Prinzipien für wichtig.

TIPP
Das wichtigste Prinzip für den Anfang: Entspannung! Versuchen Sie, sowohl körperlich als auch mental so locker wie möglich zu trainieren!

1. Entspannung

Am Anfang einer jeden Übung steht Entspannung, zunächst einmal auf mentaler Ebene. Erst wenn Sie wahrnehmen, dass Sie verspannt sind, gelingt es Ihnen, Ihren Körper an den entsprechenden Stellen zu lockern und auszubalancieren. Beobachten Sie sich beispielsweise einmal in einer gewöhnlichen Alltagssituation, etwa beim Kartoffelschälen oder bei der Arbeit am PC. Ist es wirklich nötig, dass Sie während der Arbeit die Schultern hochziehen? Natürlich nicht. Durch die bewusste Entspannung vermitteln Sie Ihrem Körper ein neues Haltungs- und Bewegungsmuster und geben Ihrem Gehirn die Möglichkeit, Verspannungen auch in Nicht-Übungssituationen aufzuspüren und auszuschalten.

Während des Trainings bezieht sich »Entspannung« dann vor allem auf die körperliche Entspannung, was aber nicht totales Loslassen meint. Liegen Sie da wie ein »nasser Sack«, wird die Körperspannung unterbrochen und die Muskeln arbeiten nicht effektiv. »Entspannt« sein meint also, genau das richtige Maß an Kraftaufwand für eine Übung zu finden.

2. Zentrierung

Die Arbeit aus dem Körperzentrum – Joseph Pilates nannte es »Powerhouse« – heraus ist das A und O des Pilates-Trainings. Dieser Bereich zwischen Brustkorb und Becken, zu dem auch die umgebende und schützende Muskulatur zählt und dessen Achse die Wirbelsäule bildet, umfasst alle lebenswichtigen Organe. An ihm sind über die Schultern und das Becken Arme und Beine befestigt und er hält Sie aufrecht. Kräftige Muskeln im Bereich von Rücken und Bauch schützen Ihre Organe und Ihren Rücken. Deshalb zielen alle Pilates-Übungen auf die Schaffung eines starken Powerhouse. Seine Muskulatur besteht aus:

- dem tief liegenden, quer verlaufenden Bauchmuskel, der wie ein Korsett den Körper stabilisiert und die Organe schützt. Husten Sie einmal kräftig, dann spüren Sie den Muskel knapp oberhalb der Schambeinfuge.
- den schrägen Bauchmuskeln, deren Aufgabe es ist, den Oberkörper zur Seite zu drehen.
- den tief liegenden Rückenmuskeln, die zwischen den Längs- und Querfortsätzen der einzelnen Wirbel »gespannt« sind und die Lendenwirbelsäule stabilisieren. Diese Muskeln arbeiten mit dem quer verlaufenden Bauchmuskel zusammen – einer der Gründe, weshalb für eine stabile Wirbelsäule insbesondere Bauchübungen an erster Stelle stehen.
- der Beckenbodenmuskulatur, die das Powerhouse nach unten abschließt und die Organe an ihrem Platz hält. Die Beckenbodenmuskulatur hilft Ihnen, Ihren Urinstrahl zu kontrollieren, und beschert Ihnen ein freudvolles Sexualleben, wenn sie gut trainiert ist. Die Aktivierung des Powerhouse (Seite 52 f.) steht vorbereitend am Beginn jeder Übung.

TIPP

Verlangen Sie vor allem am Anfang nicht zu viel von sich! Seien Sie geduldig und lassen Sie sich ruhig Zeit, die Erfahrung »Pilates« zu machen!

Die Muskulatur unseres Körpers

Stabilisatoren (blau eingezeichnet) und Mobilisatoren (rot eingezeichnet) sorgen für eine aufrechte Haltung und machen unseren Körper beweglich. Lernen Sie mit Hilfe dieser Abbildungen die Muskeln kennen, die beim Pilates speziell trainiert werden:

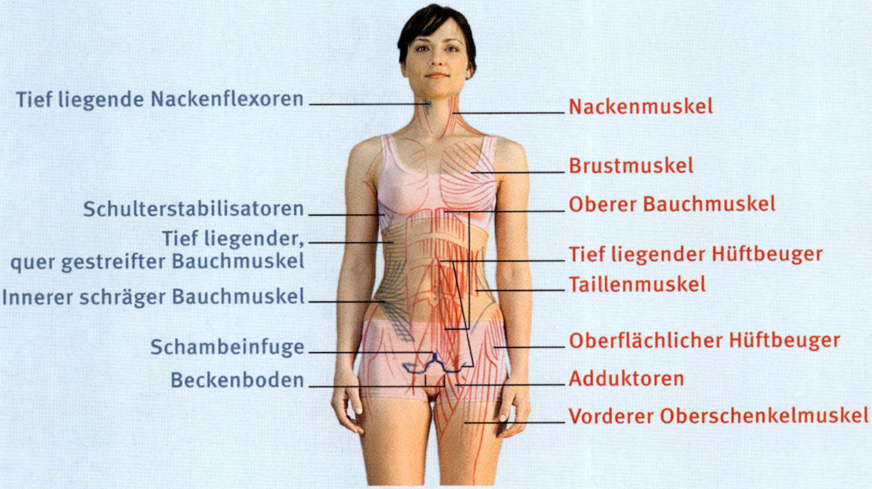

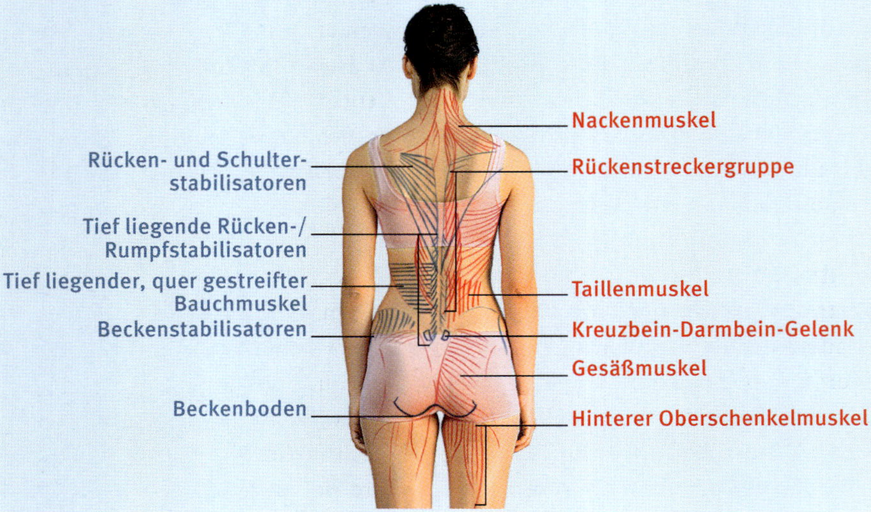

3. Atmung

Ein dritter wichtiger Schwerpunkt des Pilates-Trainings ist die Atmung. Pilates entwickelte die seitliche Brustkorbatmung (Seite 50), da das sonst favorisierte Luftholen über den Bauch mit der Aktivierung des Powerhouse nicht zu vereinbaren ist. Das können Sie selbst ganz leicht austesten: Spannen Sie Ihren Bauch durch die Kraft Ihrer Muskeln fest an. Die Spannung gut halten. Und nun atmen Sie tief in den Bauch ein, ohne die Spannung loszulassen. – Funktioniert nicht? Kann es auch gar nicht. Deshalb wird durch die seitliche Brustkorbatmung Ihr Atem dahin gelenkt, wo Atmung wirklich stattfindet: ins Zwerchfell.

EIN ECHTES PILATES-SPECIAL ...

... ist die seitliche Brustkorbatmung, die gewährleistet, dass der Trainierende während der Übung entspannt atmen und trotzdem die Spannung des Powerhouse halten kann.

4. Ausrichtung

Stellen Sie sich einen Turm aus Bauklötzen vor, bei dem einer der mittleren Steine leicht zur Seite geschoben ist. Wacklig, oder? Genauso verhält es sich mit unserem Körper und dem Zusammenspiel der ihn stabilisierenden Muskeln. Wo auch immer ein Körperteil dauerhaft aus dem Lot geraten ist, da ist der Körper instabil, verkrampft, überstrapaziert und dementsprechend verletzungsanfällig. Deshalb wird im Pilates großer Wert darauf gelegt, dass der Körper während des Übens korrekt ausgerichtet ist. So trainieren Sie optimal und Sie lernen, Fehlhaltungen auch im Alltag wahrzunehmen und zu ändern und dadurch Haltungsschäden zu vermeiden. Ein aufrechter Gang und ein entspannter und schmerzfreier Rücken verleihen Ihnen auf Dauer mehr Ausstrahlung und ein selbstbewussteres Auftreten als das teuerste Paar Schuhe oder die schickste Garderobe!

5. Konzentration

Die Konzentration ist der Aspekt, durch den sich Pilates maßgeblich von anderen Trainingsformen unterscheidet. Joseph Pilates verstand darunter die bewusste Ausführung einer Bewegung sowie die mentale Kontrolle und Lenkung des Körpers während einer Übung. Das heißt für Sie: Konzentrieren Sie sich darauf, was in Ihrem Körper vor sich geht. Korrigieren Sie Ihre Haltung, sobald Sie einen Fehler bemerken oder sich verspannen.

Die Übungen präzise auszuführen ist nur die eine Seite der Medaille, ebenso wichtig sind im Pilates die Gedanken. Lassen Sie sie auf keinen Fall abschweifen!

6. Bewegungsfluss

Beobachtet man Kinder beim Spielen, so wird sehr deutlich sichtbar, wie ausdauernd sie sind und wie viel Freude sie am Toben und Rennen haben.

Wie wichtig Bewegung für das Lernen und für die Gehirntätigkeit ist, haben wissenschaftliche Studien unlängst bewiesen. Die meisten Erwachsenen, die aus beruflichen Gründen meist stundenlang still sitzen müssen, könnten allerdings eine gute Dosis mehr an Bewegung vertragen. Deshalb sollen die Pilates-Übungen den Körper in dem Vorgang unterstützen, der ursprünglich der natürlichste für ihn ist: in der Bewegung. Die Übungen werden durchgängig fließend und ohne große Pausen ausgeführt. Durch diese kontinuierliche Bewegungsabfolge arbeiten Knochen und Muskeln sehr effizient, der Energiefluss im Körper wird angeregt und Verletzungen, wie sie durch ruckartige Bewegungen entstehen können, werden vermieden.

Auch wenn der Rhythmus der Pilates-Übungen sehr unterschiedlich ist – er kann von sehr schwungvoll bis eher langsam reichen –, haben sie alle eines gemeinsam: Man führt sie immer ruhig und entspannt aus. Je ruhiger, desto präziser, effektiver und – desto herausfordernder!

KÖRPER UND KOPF ...

... müssen beim Pilates gleichsam Hand in Hand zusammenarbeiten. Nur so gelingt es, die Übungen fehlerfrei auszuführen.

7. Koordination

Pilates-Übungen verlangen die Koordination einer ganzen Reihe unterschiedlicher Elemente: Um eine Übung auszuführen, begeben Sie sich als Erstes in die korrekte Position (Ausrichtung), spüren Verspannungen auf (Entspannung) und schicken dann Ihre Aufmerksamkeit durch den ganzen Körper (Konzentration). Sie aktivieren das Powerhouse (Atmung, Zentrierung) und führen die betreffende Bewegung ruhig aus (Bewegungsfluss). All diese Einzelaspekte müssen miteinander in Einklang gebracht werden (Koordination).

Am Beispiel der Übung »Hüfte rollen« (Seite 58) heißt das: Sie begeben sich in die Neutrale Position (Seite 48 f.) und nehmen sich einen Moment Zeit, um Ihren Körper von oben bis unten nach Verspannungen zu durchforsten und gegebenenfalls Schultern, Arme oder Beine zu lockern. Danach atmen Sie entspannt in die unteren Rippen, aktivieren Ihr Powerhouse und führen dann die Knie zur Seite. Während der Übung kontrollieren Sie: Sind meine Schultern noch locker, arbeitet mein Bauchmuskel noch mit, habe ich möglicherweise die Kiefer aufeinandergepresst? Sie halten die Spannung und kehren dann wieder in die Ausgangsposition zurück.
Die Koordinationsfähigkeit, also die Fähigkeit, die einzelnen Aspekte im Auge zu behalten und gleichzeitig auch umzusetzen, verbessert sich mit der Häufigkeit, mit der Sie üben, und Sie brauchen sich nach einer Weile dabei geistig überhaupt nicht mehr anzustrengen.

8. Kondition

Mit Kondition ist bei Pilates nicht die Herz-Kreislauf-Ausdauer gemeint, wie sie etwa ein Hochleistungssportler trainiert, sondern die Ausdauer der stabilisierenden Muskulatur des Körpers.
Ziel des Pilates-Trainings ist es, die Muskeln so zu stärken, dass sie in der Lage sind, während des ganzen Tages mit einem mittleren Anspannungsgrad zu arbeiten und so Ihren Körper stark und gesund durch den Alltag zu bringen.
Wichtig: Diese Form der Muskelanspannung im Alltag geschieht bei einem intakten Muskelsystem automatisch und muss nicht durch bewusstes Anspannen initiiert werden! Ob Ihre Muskeln durch das Pilates-Training nach und nach mehr Kondition erlangen, merken Sie daran, dass Ihnen die Übungen immer leichter fallen – und das trotz steigendem Schwierigkeitsgrad! Für Ihren Alltag bedeutet es, dass Ihnen Bewegungsabläufe, die Sie früher sehr anstrengten, plötzlich keine oder wesentlich weniger Mühe machen. Für Ihren Körper bedeutet es, dass er nicht nur gesund, stark und gelenkig wird, sondern sich insgesamt strafft, sichtbar an Bauch, Oberschenkeln und Po.

FÜR DEN ALLTAG LERNEN

Beim Pilates-Training üben Sie auf bewusster Ebene, Atem und Muskelbewegung zu koordinieren. Das geht Ihnen mit der Zeit so in Fleisch und Blut über, dass sich Ihre Koordinationsfähigkeit steigert und Ihre Körperbewegungen im Alltag unbewusst positiv beeinflusst werden.

Wissenswertes für Einsteiger

Wer zum ersten Mal mit Pilates in Kontakt kommt, hat viele Fragen. Einige davon tauchen immer wieder auf, diese beantworten wir Ihnen hier.

Ist Pilates ein Workout, das meinen Körper wirklich rundum fit macht?

Durchaus! Pilates ist ein Training, das den Körper mobilisiert und durch und durch kräftigt. Bei einem ausgewogenen Pilates-Training findet jede einzelne Partie des Körpers Beachtung und wird ausgleichend bearbeitet, gedehnt und gestärkt. Dadurch fördert Pilates die Muskelausdauer, also die Fähigkeit der Muskeln, Sie ohne zu ermüden aufrecht und gesund durch den Tag zu bringen. Pilates ist jedoch kein Ausdauersport, das heißt, es hat keine stärkende Wirkung auf das Herz-Kreislauf-System. Um Ihre Kondition in diesem Bereich in Schwung zu bringen, sollten Sie Ihr Training ergänzen – etwa um eine Ausdauersportart wie Joggen, Walken, Schwimmen, Fahrradfahren oder Inlineskaten.

Worauf muss ich achten, wenn ich mich als Neuling für ein Pilates-Training entscheide? Was ist für den Anfang besser, Einzeltraining oder Mattenklasse?

Wenn Sie Pilates zunächst bei einer Probestunde in einem Fitness-Studio kennenlernen wollen, achten Sie an allererster Stelle auf die Qualität des Unterrichts. Ob Sie sich für ein Einzeltraining oder eine Mattenklasse (siehe Seite 8) entscheiden, ist eine Frage Ihrer eigenen Vorlieben. Trainieren Sie gerne gemeinsam mit anderen, melden Sie sich für eine Mattenklasse an. Bevorzugen Sie das sehr intensive und individuelle Arbeiten, ist ein Einzeltraining für Sie das Richtige. Als Tipp für jeden Anfänger gilt: Gönnen Sie sich zum Testen zunächst immer eine Einzelstunde. So lernen Sie den Trainer kennen und dieser kann Ihren Körper und seine Eigenheiten beurteilen. Das ist dann eine optimale Grundlage für den weiteren Unterricht!

Kann ich Pilates machen, wenn ich stark übergewichtig bin?

Aber ja! Es spricht nichts dagegen. Durch die gezielte Arbeit an der Tiefenmuskulatur haben Sie die Möglichkeit, Ihren Körper unabhängig von Ihrer Körperfülle zu straffen. Die Stärkung der Stabilisatoren verschafft zudem den durch das Übergewicht oft sehr stark belasteten Gelenken Erleichterung und kann haltungs- und gewichtsbedingte Schmerzen reduzieren.

Kann ich neben Pilates noch andere Sportarten ausüben oder geraten die unterschiedlichen Disziplinen miteinander in Konflikt?

Pilates gerät keineswegs in Konflikt mit irgendeiner anderen Sport- oder Gymnastikart. Im Gegenteil! Pilates stellt für jedes andere Workout eine Bereicherung dar: Die Muskeln werden von innen nach außen optimal aufgebaut und wesentlich flexibler. Verspannungen lösen sich und Ihre intensiv geschulte Körperwahrnehmung unterstützt Sie darin, Ihren Körper beim Training zu beobachten. Dadurch erzielen Sie auch bei anderen Sportarten schneller sichtbare Trainingserfolge.

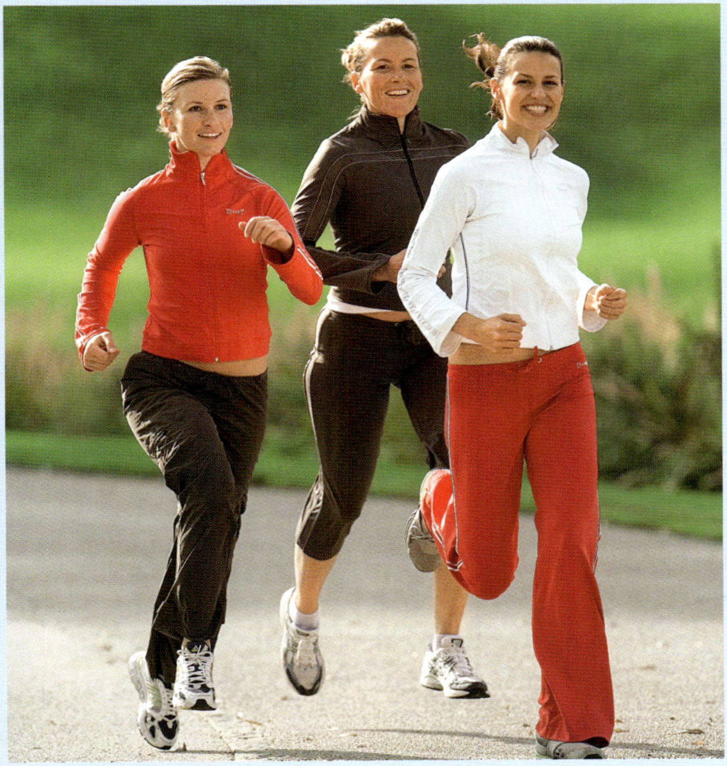

Ihr Pilatestraining sollten Sie unbedingt mit einem Herz-Kreislauf-Sport verbinden. Joggen oder Walken sind optimal. Und zusammen mit ein paar Freundinnen macht's auch richtig Spaß.

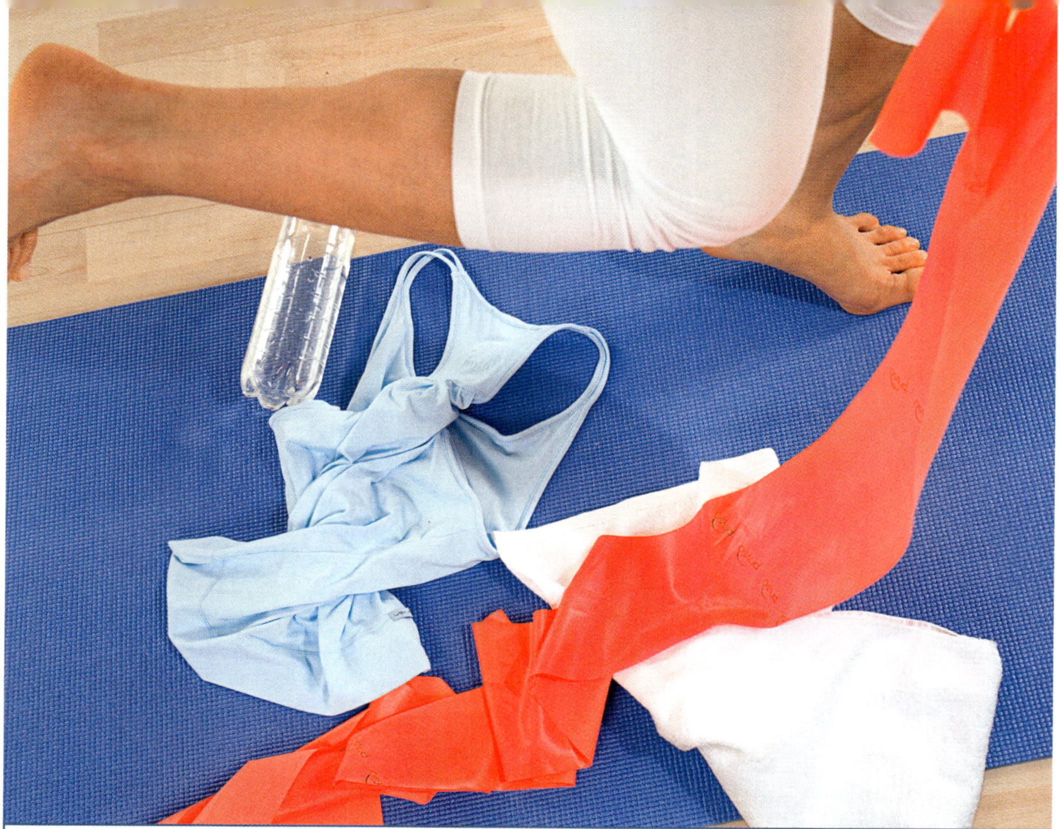

Pilates zu Hause

Pilates ist ein Training, das Sie sich sehr gut selbst aneignen können – wenn Sie einige Dinge beachten. Die Tipps auf den folgenden Seiten helfen Ihnen, sich Ihr optimales Workout für die eigenen vier Wände zusammenzustellen. Lesen Sie sich zunächst die Hinweise zum richtigen Training (ab Seite 25) sorgfältig durch und machen Sie dann Ihren persönlichen Körper-Check (Seite 32–38). Mit Hilfe der dort gestellten Fragen und durch eine genaue Beobachtung Ihres Körpers werden Sie schnell feststellen, welche

Muskeln verkürzt und überaktiv sind und welche eine Stärkung vertragen könnten. Dadurch lernen Sie Ihren Körper kennen – mit all seinen Stärken und Schwächen.
Im Praxisteil ab Seite 41 finden Sie eine große Auswahl an Übungen für jedes Schwierigkeitsniveau. Damit können Sie sich Pilates eigenständig, individuell und umfassend erarbeiten!

So trainieren Sie richtig

Bei der Zusammenstellung Ihres persönlichen Workouts ist es wichtig, dass es sowohl von der zeitlichen Länge als auch vom Schwierigkeitsgrad her optimal zu Ihnen passt. Zudem sollte es variabel sein und sich mit Ihrem körperlichen Fortschritt einhergehend vertiefen lassen. Ausprobieren heißt die Devise! Die unterschiedlichen Workouts auf dem GU-Folder geben Ihnen eine Orientierungshilfe bei der Zusammenstellung Ihrer eigenen Übungssequenzen.

Was Sie beachten sollten

Bevor es losgeht, hier noch ein paar Tipps:

> **Folgen Sie genau dem Verlauf des Buches!**

Seite um Seite werden Ihnen, aufeinander aufbauend, alle Faktoren vorgestellt, die für das Pilates-Training wichtig sind. Deshalb sollten Sie sich mit den Übungen des Buches immer der Reihe nach befassen. Beginnen Sie unbedingt mit den Basisübungen, um ein Gefühl für die Grundlagen zu bekommen!

> **Erarbeiten Sie die Übungen mit Kopf und Körper!**

Versuchen Sie, konzentriert an einer Übung zu arbeiten, bis Sie wirklich das Gefühl haben, sie verstanden zu haben und mit dem Körper leicht nachvollziehen zu können. Erarbeiten Sie sich am Anfang pro Tag am besten jeweils nur eine Übung, bis die Basics wirklich sitzen.

> **Halten Sie die Anzahl der Wiederholungen ein!**

Zwingen Sie sich nicht zu mehr Wiederholungen als angegeben! Wenn Ihnen Ihr Körper sagt, dass es genug ist, Ihr Kopf aber meint, fünf weitere Wiederholungen müssten noch drin sein, so vertrauen Sie bitte der Weisheit Ihres Körpers.

ÜBUNGSPLÄNE MASSGESCHNEIDERT

Drei Wege führen in diesem Buch zum optimalen Workout. Sie haben die Wahl:
1. Machen Sie den Körper-Check und erstellen Sie Ihren persönlichen Trainingsplan (ab Seite 32).
2. Erarbeiten Sie sich Schritt für Schritt die Übungskapitel Anfänger – Mittelstufe – Fortgeschrittene.
3. Wählen Sie – je nach Bedürfnis – eines der drei Workouts auf dem GU-Folder hinten im Buch.

> **Machen Sie die Übungen langsam und aufmerksam!**
Lesen Sie sich die Anleitungen sorgfältig durch. Schließen Sie während des Übens zwischendurch die Augen und spüren Sie in sich hinein, wie sich Ihr Körper anfühlt. Prüfen Sie, ob sich bei der Übungsausführung Fehler eingeschlichen haben.

> **Üben Sie mit möglichst wenig Kraftaufwand!**
Sie haben das Gefühl, nicht genug zu tun? Bravo! Richtig gemacht. Sie finden die Übung anstrengend und verspannen sich? Bleiben Sie locker und versuchen Sie dieselbe Übung mit minimaler Muskelanspannung. Besser?

Wann Sie nicht trainieren sollten

- **Erkältet:** Kranke Menschen gehören ins Bett und nicht auf die Gymnastikmatte. Wenn Sie merken, dass eine Erkältung im Anflug ist, schonen Sie sich lieber.
- **Rückenschmerzen:** Lassen Sie von einem Arzt oder Physiotherapeuten vorher abklären, ob das Workout für Sie empfehlenswert ist oder nicht. Eine Rückfrage beim Arzt empfiehlt sich auch für all diejenigen, die verletzt sind, Bandscheibenprobleme haben oder aus sonstigen Gründen in ärztlicher Behandlung sind.
- **Nach Mahlzeiten:** Trainieren Sie nie unmittelbar nachdem Sie gegessen haben. Gönnen Sie Ihrem Magen ein bis zwei Stunden Ruhe zur Verdauung.
- **Schwanger:** Während der Schwangerschaft sollten Sie nur dann trainieren, wenn Sie vorher bereits Pilates-Erfahrung gesammelt haben und Ihr Training unter der professionellen Aufsicht eines Pilates-Trainers ausführen. Auch müssen Sie unbedingt vorher von Ihrem Gynäkologen ein Okay einholen. Und: Ab der 13. Schwangerschaftswoche sind Bauchübungen absolut tabu!

BEI FRAGEN ZUM PROFI

Sie haben sich dafür entschieden, allein zu trainieren. Prima! Trotzdem sollten Sie nicht zögern, Rat einzuholen, wenn Sie Fragen haben oder Probleme auftreten. Gibt es irgendetwas beim Training, was Ihnen ein Fragezeichen auf die Stirn treibt? Haben Sie Schmerzen oder stört Sie ein anderes körperliches Phänomen, das beim Üben immer wieder auftritt? Spüren Sie nach dem Training manchmal Verspannungen? Oder sind Sie sich bei manchen Übungen nicht sicher, ob die Bewegung wirklich richtig ist? Egal, wo der Schuh drückt – scheuen Sie sich nicht, einen Pilates-Trainer um Rat zu bitten. Am besten vereinbaren Sie einen Einzeltermin, damit ein Experte Sie ganz in Ruhe korrigieren kann. Adressen finden Sie im Anhang dieses Buchs und im Internet.

- **Alkohol getrunken oder Schmerzmittel genommen:** Falls Sie bei einem gemütlichen Abend mit Freunden Alkohol konsumiert haben oder aber unter dem Einfluss von Schmerzmitteln stehen, sollten Sie auf das Training verzichten, denn beides beeinträchtigt Ihr natürliches Schmerzempfinden.

Was tun bei Schmerzen?

Hier gilt es zu differenzieren, denn Schmerz ist nicht gleich Schmerz. Spüren Sie in sich hinein: Was für eine Art von Schmerz empfinden Sie?

- **Ist es ein Dehnungsschmerz?**

Tritt er auf, während Sie den Muskel in einer Stretchposition halten? Dann ist es ein positiver Schmerz, der entsteht, weil der Muskel sanft auseinandergezogen wird. Dadurch wird die Region rund um den verkürzten Muskel entspannt und der gegenüberliegende Muskel kann sich zusammenziehen. Versuchen Sie, während der Dehnung locker zu bleiben. Dehnen Sie den Muskel nur so weit, wie Sie die Dehnung gut aushalten.

- **Ist es eine Verspannung?**

Fühlt sich der Muskel hart und verkrampft an? Tritt der Schmerz möglicherweise an einer ganz anderen Stelle auf als dort, wo Sie gerade trainieren? Dann tun Sie des Guten zu viel. Schalten Sie einen Gang herunter und schicken Sie während der Übung Ihre Aufmerksamkeit auch einmal zur verspannten Partie, um diese so locker wie nur irgend möglich zu halten.

- **Ist es Muskelarbeit?**

Ja, richtig gelesen, auch die Arbeit von Muskeln, die Sie sonst weniger beanspruchen, kann schmerzhaft sein. Achten Sie darauf, ob der Schmerz in genau der Region auftritt, in der Sie trainieren. Ist er sofort wieder vorbei, sobald Sie die Übung beendet haben? Dann ist dies kein wirklicher Schmerz, sondern ein Muskel auf Hochtouren. Trainieren Sie mit weniger Muskelanspannung.

Überdehnen Sie Ihre Muskeln nicht. Die Bewegung sollte bequem ausgeführt werden können und höchstens einen leichten Dehnungsschmerz verursachen.

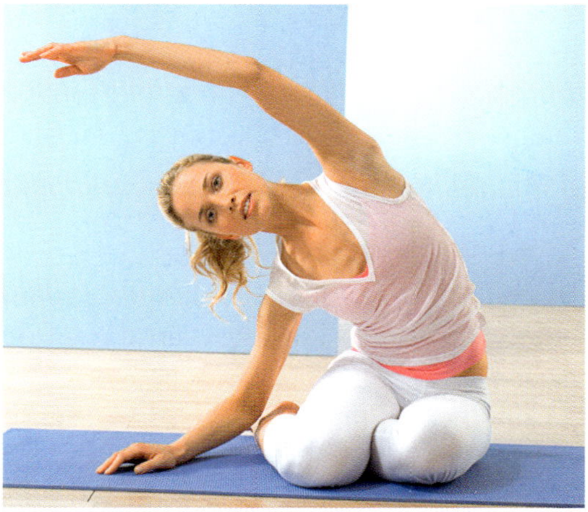

GU-ERFOLGSTIPP

Wenn der Schmerz, den Sie spüren, nicht behandlungsbedürftig ist, können Sie ihn bewusst in Ihr Training einbeziehen: Begeben Sie sich in die Position, in der der Schmerz auftritt. Schließen Sie die Augen, um Ihre Konzentration auf die betreffende Region zu lenken. Und atmen Sie ganz aufmerksam langsam und tief dort hin. Sie werden feststellen, wie der Schmerz langsam dahinschmilzt.

> **Ist der Schmerz heiß?**

Das heißt, fühlt er sich innerlich heiß an, so als würde er sich glühend durch Ihren Körper ziehen? Oder ist er stechend, wie bei einem entzündeten Zahn? Wenn Schmerzen dieser Art anhalten, auch nachdem Sie die Übung beendet haben, dann heißt es: Stopp! Denn solche Schmerzen deuten auf eine akute Verletzung hin, die von einem Arzt behandelt werden muss.

Übungsvorbereitung

Am meisten werden Sie Ihr Workout genießen können, wenn Sie sich vorher gut darauf vorbereitet haben. Schenken Sie also den folgenden Punkten ein paar Minuten Beachtung, um dann unbeschwert Ihr Training zu starten.

Die richtige Zeit

Es gibt keine Richtlinien, zu welcher Tageszeit Sie Pilates machen sollten. Legen Sie am besten dann los, wenn Sie am meisten Energie haben. Nehmen Sie sich vor allen Dingen Zeit und sorgen Sie für Ruhe. Stellen Sie die Uhr in einen anderen Raum, legen Sie eine schöne, ruhige Musik auf. Tun Sie all die Dinge, die Ihnen helfen, das Workout ganz locker anzugehen.

Für den Anfang empfahl Joseph Pilates zehn Minuten pro Tag. Ihm war ein regelmäßiges Training wichtig, denn so bekommt man das richtige Gefühl für die Übungen und der Körper wird geschmeidig und stark. Überlegen Sie, wie viel Zeit Sie pro Woche für Ihr Training verwenden können und möchten. Gönnen Sie sich beispielsweise die zehn Minuten täglich als Möglichkeit, »runterzukommen«, Ihren Körper am Morgen auf den Tag vorzubereiten oder um abends den Alltag hinter sich zu lassen. Ideal für ein ausführliches Training sind zwei- bis dreimal pro Woche etwa 45 bis 60 Minuten. Es macht jedoch wenig Sinn, sich ein solches Workout vorzunehmen, wenn man es partout nicht in seinem Tagesablauf unterbringen kann. Dann sollten Sie lieber dreimal pro Woche zehn Minuten oder zweimal pro Woche eine halbe Stunde üben, als aus Zeitmangel gar nicht erst anzufangen. Erlaubt ist alles, was Ihnen gut tut, in Ihren täglichen beziehungsweise wöchentlichen Stundenplan passt und Sie nicht mit einem schlechten Gewissen zurücklässt, wenn Sie Ihr Pensum mal nicht bewältigen. Bleiben Sie mit Ihren Vorsätzen realistisch!

Der ideale Raum

Pilates-Übungen sind zum Teil sehr raumgreifend, sorgen Sie daher vor Trainingsbeginn in dem Zimmer, in dem Sie üben werden, für genügend Bewegungsfreiheit. So vermeiden Sie, dass Sie zwischendrin Dinge umräumen oder gar umziehen müssen. Denken Sie auch daran, dass die Übungen wesentlich entspannender sind und viel mehr Spaß machen, wenn Ihr Übungsraum eine angenehme Atmosphäre hat und Sie ungestört sind. Wenn Sie im Wohn- oder Arbeitszimmer trainieren, schalten Sie Störquellen wie Telefon oder Fernseher sowie Wasch- und Spülmaschine in benachbarten Räumen aus. Wenn Sie mögen, können Sie Musik auflegen. Achten Sie auf einen angenehm warmen, nicht zu harten Untergrund. Falls Sie auf einem Steinfußboden üben, verwenden Sie bitte eine Isomatte!

Wichtig ist auch die richtige Raumtemperatur, damit Sie sich entspannen können und Ihre Muskeln sich in einem angenehm warmen Zustand befinden. Die ersten Übungen in diesem Buch werden für Sie körperlich nicht sehr anstrengend sein. Gefordert sind hierbei eher Präzision und Konzentration. Schweiß wird daher erstmal nicht fließen, eher könnte es sein, dass Ihre Körpertemperatur durch die Entspannung sinkt und Sie zu frieren beginnen. Stellen Sie deshalb ruhig die Heizung etwas höher!

TIPP

Pilates selbst empfahl, zehn Minuten pro Tag zu üben, was seiner Idealvorstellung entsprach. Das bedeutet aber nicht, dass Sie Pilates nicht auch in einem anderen zeitlichen Rahmen üben können.

Die passende Kleidung

Die Kleidung sollte Ihnen uneingeschränkte Bewegungsfreiheit bieten und eher schmal geschnitten sein, damit Sie Ihren Körper gut beobachten können, wenn Sie einen Spiegel zur Kontrolle in der Nähe haben. Wählen Sie bequeme und weiche Kleidung im »Zwiebel-Look«, damit Sie etwas ausziehen können, falls Ihnen zu heiß wird, beziehungsweise damit Sie bei den sanfteren Übungen nicht frieren. Warme Socken komplettieren Ihr Outfit – oder Sie üben barfuß. Turnschuhe brauchen Sie beim Pilates nicht.

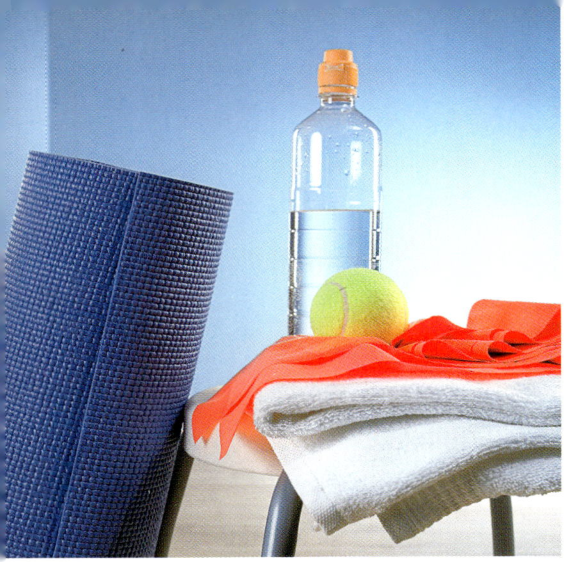

Eine Gymnastikmatte und bei einigen Übungen auch ein Hocker sind fürs Training unverzichtbar. Handtücher stützen Knie oder Lendenwirbelsäule. Und Tennisball sowie Flexband machen einige Übungen herausfordernder.

Die nötigen Utensilien

Für Ihr eigenes Home-Pilates-Studio sind keine besonders kostspieligen Anschaffungen nötig. Alles, was Sie brauchen, sind

- eine Decke oder eine Gymnastikmatte als Unterlage
- ein kleines und ein großes Handtuch
- ein Tennisball und ein Flexband (alternativ tut's auch ein Schal)
- ein Hocker oder Stuhl mit harter, ebener Sitzfläche

So stellen Sie Ihr optimales Training zusammen

Ein Pilates-Training sollte ausgewogen und ausgleichend sein, also sowohl stärkende als auch dehnende Elemente enthalten. Deshalb Achtung! Man neigt bei einem Training, das man ohne Betreuung zu Hause durchführt, dazu, vor allem diejenigen Übungen zu bevorzugen, die einem besonders leichtfallen und so auch mehr Spaß machen. Das sind aber oft Übungen, die die ohnehin dominanten und überaktiven Muskelgruppen ansprechen. Trauen Sie sich daher, wenn Sie ein Gefühl für die Übungen bekommen haben, unbedingt auch an die Positionen und Bewegungen heran, die Ihnen schwerfallen. Lesen Sie sich die Übungsanweisungen genau durch, versuchen Sie, die jeweilige Übung möglichst ordentlich und präzise auszuführen, und betrachten Sie sie als Herausforderung!

Für das Training mit diesem Buch sollten Sie wissen, dass jeder einzelne Übungsblock – Einsteiger, Mittelstufe, Fortgeschrittene – separat ausgeführt werden kann. Die Dehnübungen aus dem Einsteigerkapitel sollten Sie entsprechend Ihren körperlichen Bedürfnissen (siehe Körper-Check, Seite 32-38) ausführen und den stärkenden Übungen aus dem Mittelstufe- und Fortgeschrittenenkapitel voranstellen. Außerdem finden Sie auf den Seiten 44-47 ein paar einfache Mobilisierungsübungen, mit denen Sie die Gelenke lockern und so Ihren Körper optimal auf das Training vorbereiten können.

Pilates mal im Studio testen

Haben Sie Lust, auch mal an einem Pilates-Kurs teilzunehmen? Dann werden Sie feststellen, dass es sehr unterschiedliche Konzepte von Pilates gibt. Nehmen Sie sich Zeit, das Angebot zu testen und Ihren künftigen Trainer zu »beschnuppern«. Das ist wichtig, denn der Effekt von Pilates resultiert aus den vielen unterstützenden Korrekturen, die Sie während des Unterrichts bekommen. Das geht nicht ohne Körperkontakt. Ihr Trainer wird Sie immer wieder berühren, um Ihnen bestimmte Positionen zu zeigen. Deshalb sollte diese Person Ihnen sympathisch sein. Ein guter Pilates-Trainer wird auch Wert darauf legen, zu Beginn und am Schluss jedes Workouts Entspannungsübungen einzubauen.

Für ein Studio-Training gibt es generell zwei Möglichkeiten:

> **Sie können an einer Mattenklasse teilnehmen.**

Die Mattenklassen finden in Kleingruppen statt und Sie erlernen dort die Mattenübungen, wie sie Joseph Pilates selbst erdacht hat, aber auch Varianten, wie sie in diesem Buch zu finden sind. Manchmal ergänzen Kleingeräte, wie Bälle, Flexbänder oder Rollen, das Bodentraining.

> **Sie können an den Pilates-Geräten trainieren.**

Im Gerätetraining wird an den von Joseph Pilates selbst entwickelten Geräten gearbeitet. Diese tragen so ungewöhnliche Namen wie »Trapez-Tisch«, »Reformer« oder »Chair« und funktionieren durch den Zug beziehungsweise mit Hilfe des Gewichtes von Stahlfedern. Mit ihnen lässt sich das Training eines jeden Pilates-Schülers ganz individuell gestalten.

Durch den Einsatz der Pilates-Geräte kann man einerseits den Körper bewusst herausfordern und eine Übung erschweren. Andererseits ermöglichen es die Geräte, den Körper an seinen Schwachstellen zu unterstützen, beispielsweise indem der Körper mit Hilfe eines Pilates-Gerätes eine Position einnimmt und Bewegungen ausführt, die er durch eigene Muskelkraft nicht leisten könnte. Der entscheidende Unterschied zwischen beiden Formen des Trainings ist die noch effizientere Betreuung und der spezifische Zuschnitt des Geräte-Workouts auf Ihre individuellen Bedürfnisse, da es als Einzeltraining stattfindet.

TIPP

Wenn Sie allein trainieren, kann es hilfreich sein, sich bei den Übungen in einem Spiegel zu kontrollieren. Er ermöglicht Ihnen einen Blick »von außen« auf Ihre Körperhaltung.

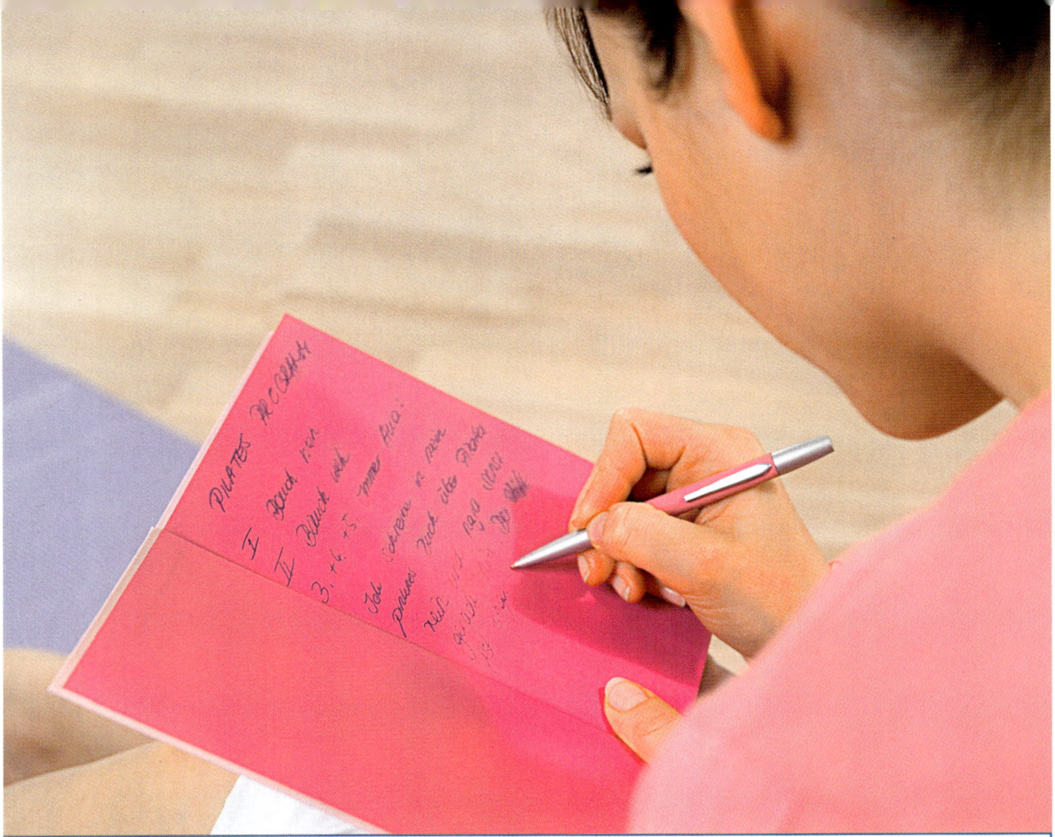

Machen Sie den Körper-Check!

Nehmen Sie sich etwas Zeit, um die Fragen auf den folgenden Seiten zu beantworten. So bekommen Sie eine Vorstellung davon, in welcher Verfassung sich Ihr Körper befindet, wo Ihre Stärken und Schwächen liegen. Im Anschluss an jede Frage finden Sie Empfehlungen für die Zusammenstellung Ihres persönlichen Workouts. Im Trainingsplan (Seite 39) bereits eingetragen sind die Pilates-Basics, die zum »Pflichtprogramm« gehören, da sie Ihren Körper auf die jeweils folgenden Übungen vorbereiten.

Natürlich dürfen Sie in Ihr Workout auch Übungen aufnehmen, die Sie Ihrem persönlichen Ziel näherbringen, etwa Ihrem Wunsch nach mehr Beweglichkeit oder nach mehr Muskelkraft im Bauch oder einer strafferen Taille oder, oder … Blättern Sie das Buch in Ruhe durch und wählen Sie diejenigen Übungen aus, die Sie besonders ansprechen. Falls das Pilates-Training für Sie völlig neu ist, beginnen Sie Ihr Training bitte unbedingt mit den Einsteigerübungen! Haben Sie bereits erste Pilates-Erfahrungen gesammelt, können Sie sich auch schon an die Übungen der Mittelstufe heranwagen.

Bevor Sie das Training starten, sollten Sie sich aber auch mit allen anderen Übungen vertraut machen, die Ihrem Leistungsstand entsprechen. Probieren Sie sie aus! Spüren Sie in sie hinein! Welche empfinden Sie als besonders effektiv, welche als äußerst angenehm, welche als eher schwierig? Kommen Sie schon ins Schwitzen? Dann schalten Sie einen Gang zurück. Arbeiten Sie zunächst mit den Übungen, die Ihnen leichterfallen und tasten Sie sich nach und nach an die schwierigeren heran!

Welcher Typ sind Sie?

Beachten Sie bei der Zusammenstellung des Workout bitte auch Punkt 8, bei dem es um Ihre Beweglichkeit geht! Sind Sie ein sehr beweglicher Typ? Dann ergänzen Sie Ihr Training um stabilisierende Elemente! Sind Sie ein kräftiger Typ, fügen Sie mehr Dehnungen und Mobilisationen hinzu. Auf diese Weise erlangen sehr bewegliche Menschen mehr Muskelkraft, die ihre Beweglichkeit stabilisiert und dadurch die Gelenke schont. Für sie ist es außerdem wichtig, langsam und kontrolliert zu üben, um den stabilisierenden Muskeln die Möglichkeit zur Mitarbeit zu geben und die Gelenke nicht zu strapazieren. Muskulär starke Personen gewinnen durch die Übungen mehr Flexibilität, die verhindert, dass Ihre Muskelkraft den Körper starr werden lässt. Sie sollten insbesondere auf fließende, weiche Bewegungen mit einem angenehm entspannten Muskeltonus achten. Wie? Indem Sie einfach »weniger« als sonst tun (siehe »Entspannung«, Seite 16). Dadurch wird die Bewegung geschmeidiger und die Übung effektiver.

TIPP

Ihr komplettes, mittels Trainingsplan auf Seite 39 zusammengestelltes Workout ergibt ein Training von etwa 45 Minuten. Ist Ihnen das anfangs zu viel, führen Sie nur das »Pflichtprogramm« aus und steigern Sie sich dann langsam.

Und so geht's

Stellen Sie sich für den Körper-Check aufrecht in Ihrer ganz normalen Körperhaltung – nicht extra gerade – vor einen Spiegel. Geben Sie sich, wie Sie wirklich sind, nur dann erhalten Sie ein korrektes Ergebnis. Betrachten Sie Ihren Körper aufmerksam und checken Sie ihn anhand der folgenden Fragen von oben bis unten durch. Notieren Sie die für Sie wesentlichen Übungen in Ihrem Trainingsplan (Seite 39) unter dem jeweiligen Schwerpunkt – und schon steht Ihr individuelles Pilates-Training!

1. Kopf

? Sitzt Ihr Kopf von der Seite betrachtet mittig auf den Schultern oder eher »vor« den Schultern?

› Vor den Schultern: Für Sie ist es besonders wichtig, Ihre Brust und Ihren Nacken zu dehnen (Seite 55, 73). Außerdem sollten Sie zusätzlich dafür sorgen, Ihre Schulterstabilisatoren zu stärken (Seite 56 f., 66 f., 68).

? Halten Sie Ihren Kopf gerade oder leicht zur Seite geneigt?

› Zu einer Seite geneigt: Führen Sie auf der Seite, zu der Ihr Kopf sich neigt, die Nackendehnung (Seite 73) doppelt aus.

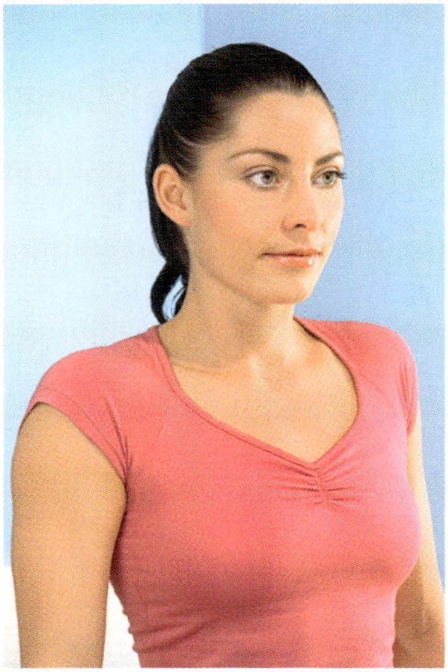

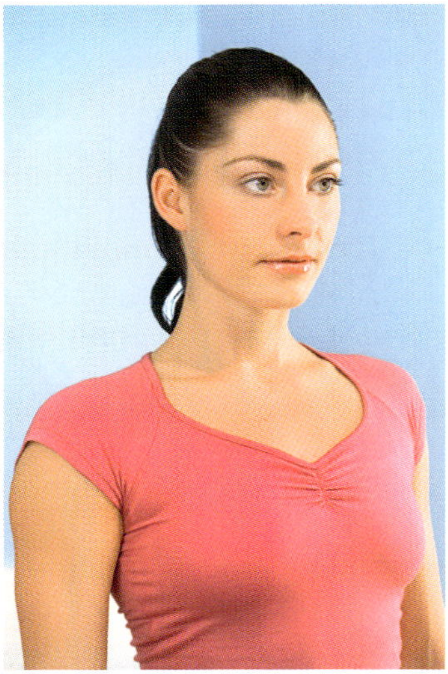

Schulter-Check: Sind Ihre Schultern entspannt *(Foto rechts)* oder durch eine verkürzte Nackenmuskulatur deutlich nach oben gezogen *(Foto links)*?

2. Nacken und Schultern

? Beschreiben Ihre Schultern und Schlüsselbeine eine sanfte horizontale Linie nach außen oder zieht sich die Linie deutlich nach oben (siehe auch Foto Seite 34)?

> Weisen Schultern und Schlüsselbeine eine deutliche Linie nach oben auf: Dehnen Sie den Nacken (Seite 66) und stärken Sie die Schulterstabilisatoren (Seite 56 f., 66 f., 68).

? Wenn Sie sich seitlich im Spiegel betrachten, befinden sich Ihre Schultern dann mittig an der Seite Ihres Rumpfes oder sind sie nach vorn gerundet?

> Wenn Sie erkennen, dass Sie runde Schultern haben: Dehnen Sie den Brustkorb (Seite 50) und stärken Sie Ihre Schulterstabilisatoren (S. 56 f., 66 f., 68).

3. Wirbelsäule

? Betrachten Sie von der Seite Ihre Brustwirbelsäule, also den Bereich der Wirbelsäule, der zwischen und leicht unter den Schulterblättern liegt: Wie sieht Ihre Wirbelsäule dort aus? Ist sie flach oder eher nach hinten gerundet?

> Flache Brustwirbelsäule: Ihnen tut eine Dehnübung für den hinteren Brustkorb (Seite 57) gut, außerdem sollten Sie Rippen und Bauch stärken (Seite 64 f.).

> Runde Brustwirbelsäule: Übungen für den vorderen Brustkorb (Seite 55) und zur Stärkung der Schulterstabilisatoren (Seite 56 f., 66 f., 68).

? Ist Ihre Lendenwirbelsäule – das ist der Teil der Wirbelsäule zwischen Rippen und Becken – flach oder hohl? Überprüfen Sie das mithilfe des Lendenwirbelsäulen-Checks.

> Flache Lendenwirbelsäule: Für Sie ist eine Dehnung der hinteren Oberschenkelmuskeln (Seite 60) wichtig. Sie profitieren auch von der Stärkung des Rückenstreckers (Seite 82 f., 84) und des Hüftbeugers (Seite 54, 112). Dadurch halten Sie Ihre Wirbelsäule beweglich und kräftigen sie an den richtigen Stellen.

LENDENWIRBELSÄULEN-CHECK

Um die Form der Lendenwirbelsäule zu beurteilen, legen Sie Ihre Handflächen auf die Lendenwirbelpartie rechts und links neben der Wirbelsäule. Dort finden Sie die Rückenstrecker. Spüren Sie diese Muskeln kaum? Dann ist Ihre Lendenwirbelsäule eher flach. Sind die Muskeln jedoch so stark, dass sich zwischen ihnen eine Kuhle bildet, ist Ihre Lendenwirbelsäule eher hohl.

- Hohle Lendenwirbelsäule und starke Muskeln in diesem Bereich: Sie profitieren von der Dehnung des Hüftbeugers (Seite 62) und der Stärkung Ihres Bauchs (Seite 52 f., 64 f.). Diese Übungen mobilisieren und stabilisieren Ihre Wirbelsäule.

? Führen Sie bitte die Übung »Das Rad« (Seite 73) aus. Wie fühlt sich die Wirbelsäule während der Rollbewegung an? Rollt sie flüssig wie ein Rad hinunter oder haben Sie das Gefühl, dass sich mehrere Wirbel gemeinsam bewegen?

- Stockendes Abrollen bedeutet, dass ein oder mehrere Wirbel durch überaktive Muskelstränge zusammengehalten und an der Bewegung gehindert werden: Die Dehnung von Hüftbeuger (Seite 62) und Rückenstrecker (Seite 63) schafft Abhilfe.

4. Rücken

? Haben Sie Rückenschmerzen?

- Sind diese Schmerzen muskulär bedingt, wie bei Verspannungen im Nacken, so helfen Ihnen die folgenden Übungen.

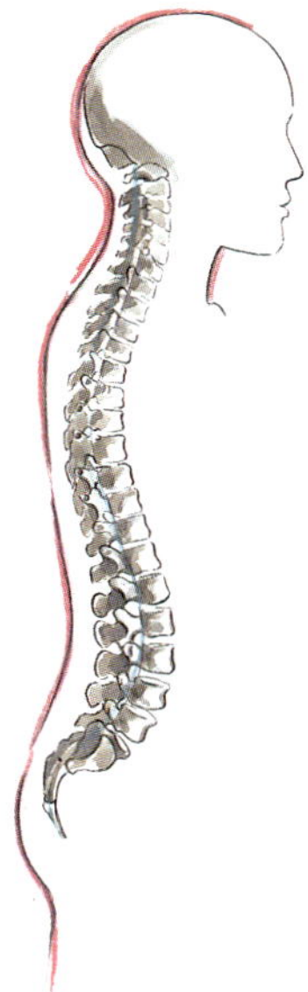

GIBT ES DIE IDEALE WIRBELSÄULE?

Ja, es gibt sie – in der Theorie. Danach ist jede Wirbelsäule von vorn aus gesehen gerade und hat von der Seite betrachtet Kurven: im Bereich der Halswirbelsäule und der Lendenwirbelsäule nach vorn (Lordose) und im Bereich der Brustwirbelsäule und des Kreuzbeins nach hinten (Kyphose). Diese Kurven sind bei manchen Menschen flacher, bei anderen stärker ausgeprägt. In der Praxis zeigen darüber hinaus viele Wirbelsäulen mehr oder weniger große Abweichungen zur Seite (Skoliose), sind in sich verdreht, blockiert, überbeweglich, mit Bandscheibenproblemen belastet oder durch andere individuelle Faktoren vom theoretischen Ideal ziemlich entfernt. Dies wird erst dann ein Problem, wenn die Wirbelsäule ihre Beweglichkeit oder ihre Stabilität verliert und so der Körper ins Ungleichgewicht gezogen sowie fehlbelastet wird. Deshalb ist es wichtig, die segmentale Beweglichkeit der Wirbelsäule zu erhalten und sie zu stabilisieren.

- Ist eine Veränderung der Knochen und Gelenke die Ursache (Arthrose, Bandscheibenvorfall und Ähnliches), können die unten genannten Übungen ebenfalls dazu beitragen, die schmerzende Partie zu entlasten.
- Bei Rückenschmerzen im Bereich von Nacken und Halswirbelsäule hilft Ihnen die Dehnung von Brust und Nacken (Seite 55, 56, 57, 73) sowie die Stärkung der Schulterstabilisatoren (Seite 66 f., 68).
- Bei Problemen im Bereich der Brustwirbelsäule tun Ihnen Dehnung (Seite 55 f.) und Mobilisierung (Seite 56, 64, 68 oder 84, später Seite 105) gut.
- Schmerzt Sie der Bereich der Lendenwirbelsäule, sollten Sie es mit Dehnung des Rückenstreckers oder des Hüftbeugers (Seite 62, 63, 72), mit Stabilisierung durch Kräftigung des Powerhouse (Seite 52 f., 64) und mit Mobilisierung der Wirbelsäule (Seite 58 f.) versuchen.

TIPP
Unterstützen Sie die Dehnungen durch eine entspannte tiefe Bauchatmung und indem Sie die Muskulatur bewusst loslassen.

5. Bauch

? Ist Ihr Bauch weich und rund oder eher flach und straff? Treten bei Bauchübungen Spannungen im Hals- und Nackenbereich auf?

- Spüren Sie bei Bauchübungen Spannungen in Hals und Nacken und/oder haben Sie einen weichen, runden Bauch, so sind Ihre tief liegenden Bauchmuskeln ein bisschen schlapp. Sie brauchen sanfte Stärkung (Seite 52 f., 64, 65, 77).

6. Becken

? Wenn Sie sich seitlich im Spiegel betrachten, befindet sich Ihr Becken dann in Verlängerung der Wirbelsäule oder ist es leicht nach vorn geschoben?

- Nach vorn geschoben: Dehnen Sie die hinteren Oberschenkelmuskeln (Seite 60) und stärken Sie den Bauch (Seite 52 f., 64, 65) und die Hüftbeuger (Seite 54, 114 f.).

? Haben Sie Ischiasbeschwerden?

- Falls ja, können Sie sie durch Dehnung und Stärkung des Gesäßes (Seite 70, 71) lindern.

7. Beine, Knie und Füße

? Wenn Sie sich aufrecht hinstellen – Füße nebeneinander, Knie geschlossen und gestreckt – und Ihren Oberkörper nach unten beugen, berühren Ihre Hände dann den Boden?

> Kein Bodenkontakt: Dehnen Sie die hinteren Oberschenkelmuskeln (Seite 60).

? Wie halten Sie Ihre Beine?

> Sind Ihre Knie nach hinten überstreckt, so brauchen Sie ebenfalls Dehnübungen für die hinteren Oberschenkelmuskeln (Seite 60). Kräftigen Sie außerdem den Hüftbeuger (Seite 54, 80, 114 f.).

? Zeigen Ihre Knie gerade nach vorn oder eher zueinander?

> Falls sie zueinander schauen: Dehnen Sie Hüftbeuger, Gesäß und Adduktoren (Seite 62, 63, 71) und stärken Sie das Gesäß (Seite 71, 82 f., 85).

8. Beweglichkeit

? Wenn Sie sich in den Vierfüßlerstand begeben und Ihre Finger geradeaus schauen lassen, wohin zeigen Ihre Armbeugen?

> Schauen Ihre Armbeugen nach vorn, sind Sie wahrscheinlich ein eher beweglicher Typ. Sie sollten in Ihr Training verstärkt stabilisierende Übungen integrieren. Achten Sie auf eine saubere Ausrichtung während der Dehnungen.

> Sind Ihre Armbeugen nach innen gerichtet, schauen sie also zueinander, gehören Sie wohl eher zum muskulös-starken Typ Mensch. Integrieren Sie in Ihr Training viele Dehnungen und Übungen zur Mobilisierung der Wirbelsäule.

Kopieren Sie sich die Trainingsplan-Vorlage auf Seite 39 (am besten gleich mehrfach) und füllen Sie sie auf der Kopie aus. So können Sie sich Ihr Trainingsprogramm immer wieder neu zusammenstellen und haben Ihr Konzept beim Blättern im Buch gleich zur Hand. Tragen Sie in die leeren Felder die für Sie geeigneten Übungen aus dem Körper-Check ein. Beginnen Sie als Anfänger mit Übungen des Einsteigerkapitels, auch wenn im Körper-Check schwierigere Übungen angegeben sind. Sie müssen nicht in alle freien Zeilen Übungen eintragen. Auch ist es nicht nötig, bei jedem Training alle vorgeschlagenen Übungen eines Blocks auszuführen.

WICHTIG

Ändern Sie Ihre Armhaltung beim Beweglichkeitstest nicht, hier gibt es kein Richtig oder Falsch. Nehmen Sie bloß wahr!

Der Trainingsplan

Warm-up – Basisstabilisierung

Armkreise	Seite 44
Massage für Kreuzbein und Lendenwirbelsäule	Seite 45
Feldenkrais-Rotation	Seite 46
Powerhouse-Aktivierung	Seite 52 f.

Mobilisierung der Wirbelsäule

Hüfte rollen	Seite 58
Wirbelsäule aufrollen	Seite 59

Dehnübungen für Rückenstrecker, Hüftbeuger, hintere Oberschenkelmuskeln, Adduktoren, Gesäß

Dehnung hintere Oberschenkel	Seite 60
Dehnung Hüftbeuger	Seite 62
Dehnung Rückenstrecker	Seite 63

Kräftigung der Beckenstabilisatoren und tief liegenden Hüftbeuger

Knie heben	Seite 54
Auster	Seite 71
Shoulder Bridge-Vorbereitung	Seite 90

Dehnung von Nacken, Schultern und Brustkorb

Dehnung Nacken	Seite 72
Arme öffnen	Seite 55
Schultern fallen lassen	Seite 57

Kräftigung der Schulterstabilisatoren

Armführung	Seite 56 f.
Flexbandzug nach vorn	Seite 66
Flexbandzug nach hinten	Seite 67

Kräftigung des Powerhouse

Curl-Ups	Seite 64
Seitliche Curl-Ups	Seite 65
The Hundreds I	Seite 77

Kräftigung der tief liegenden Rückenstabilisatoren und Rückenstrecker

Beckenschaukel	Seite 47
Nacken strecken	Seite 68
Der Stern I	Seite 82
Das Päckchen	Seite 83

Cool-Down

Das Rad	Seite 73
Kreidekreise	Seite 75

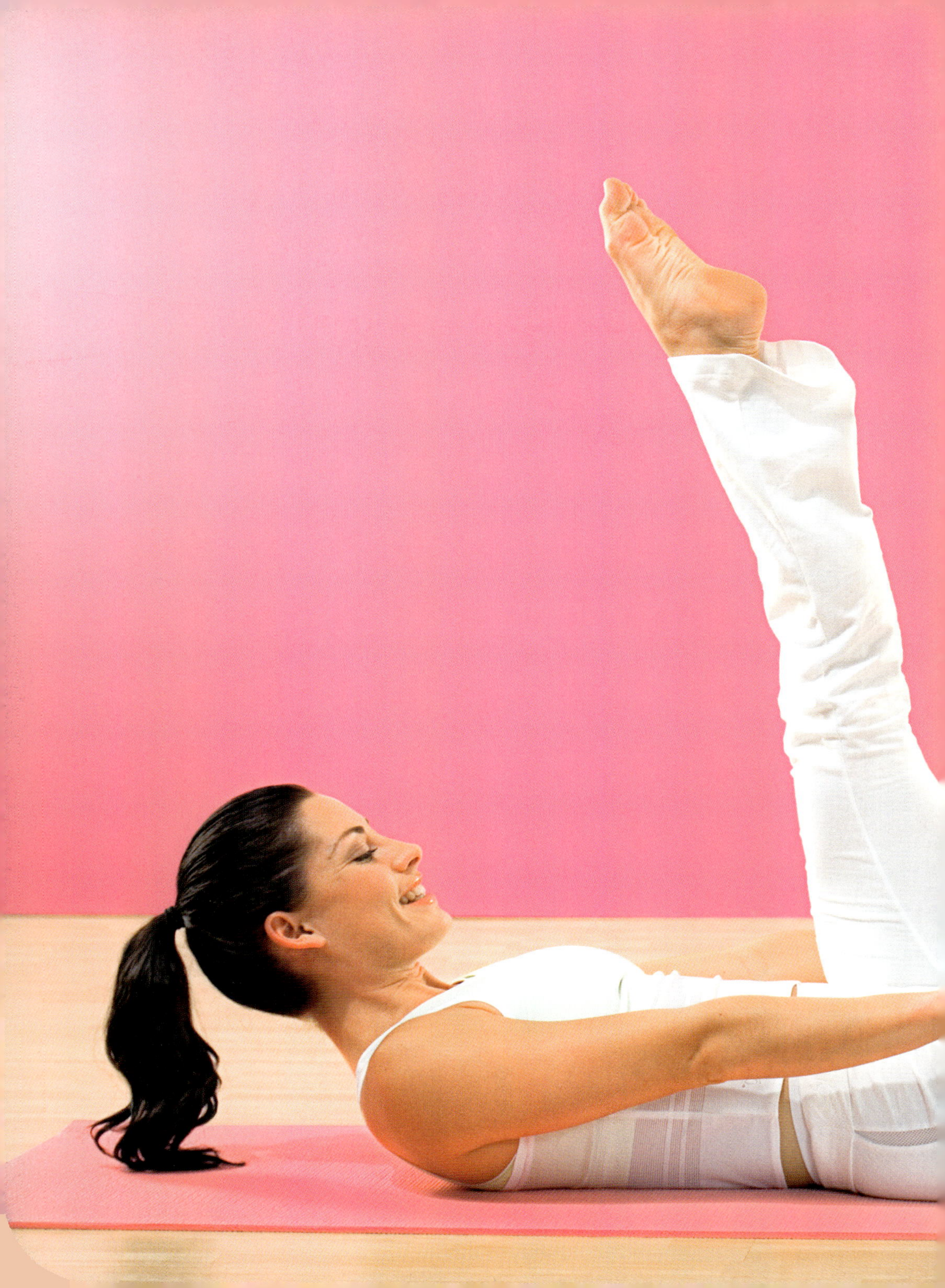

DAS WORKOUT

Sind alle Vorbereitungen getroffen, heißt's: Hinein ins Pilates-Vergnügen! Arbeiten Sie sich nach und nach durch alle drei Leistungsniveaus – für einen Körper in Topform!

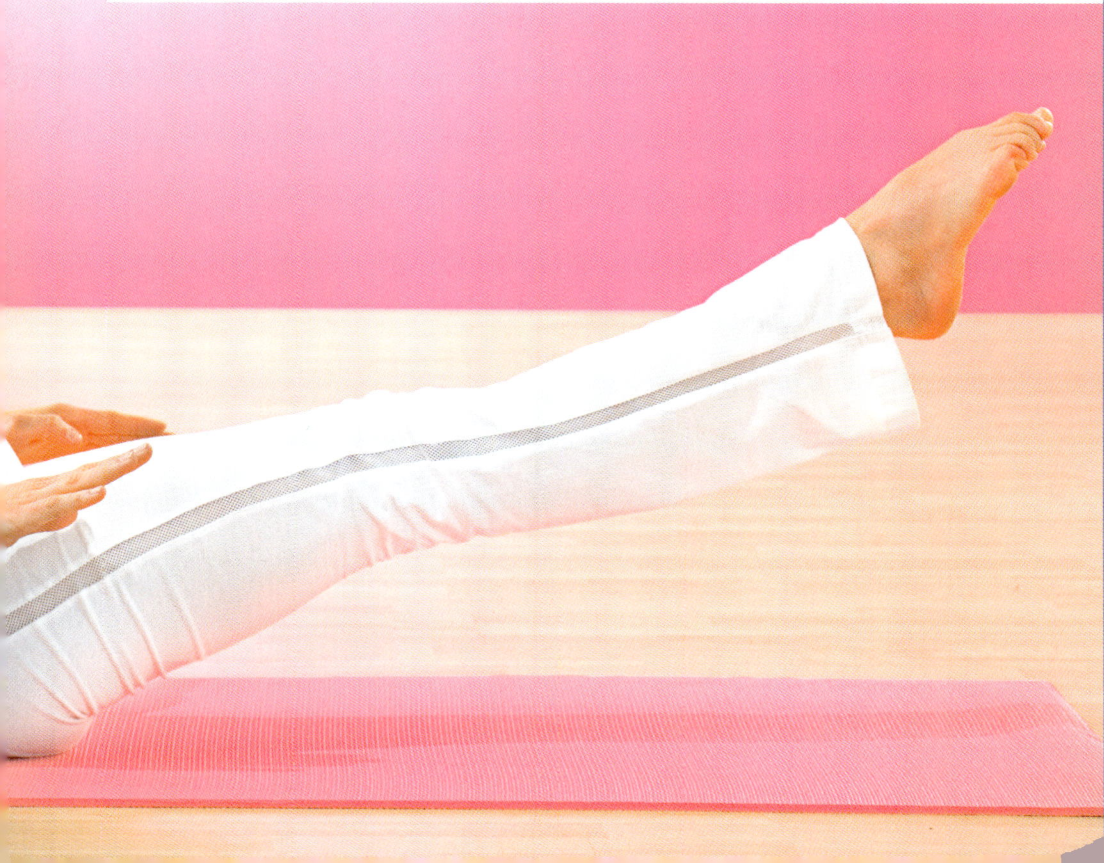

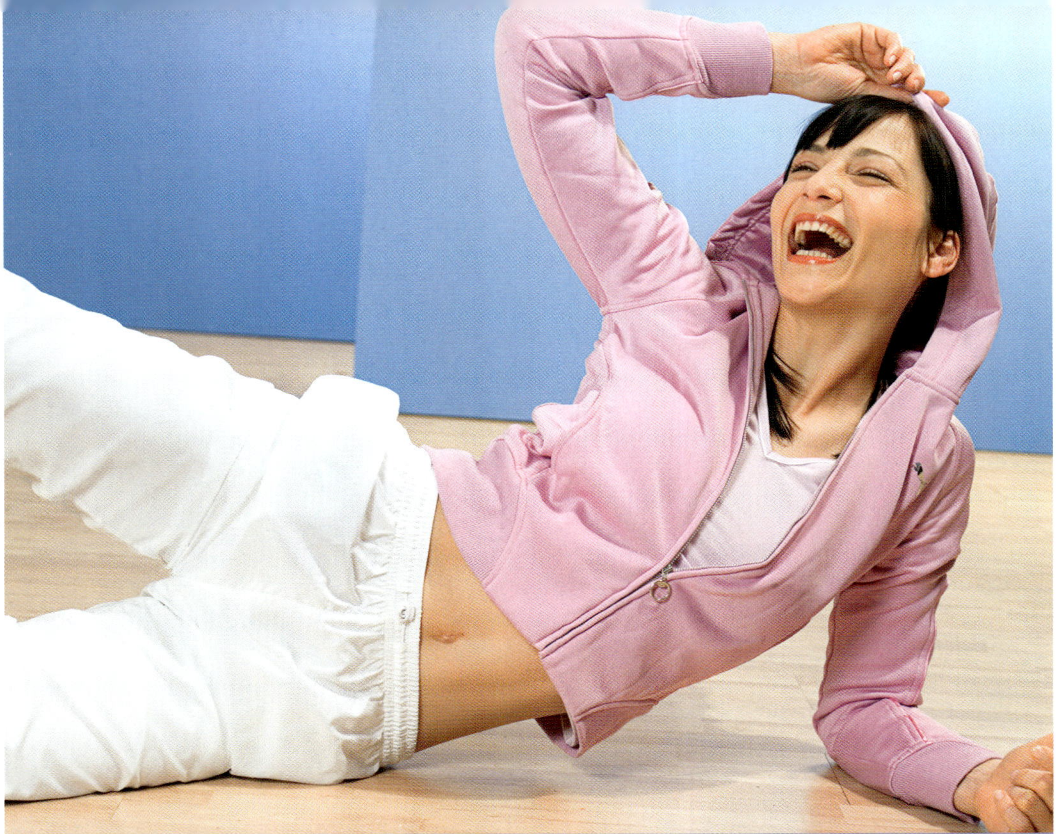

Einsteiger – Stabil und beweglich von Anfang an

Die Pilates-Übungen in diesem Kapitel wirken auf den ersten Blick sehr simpel und scheinbar leicht und doch haben sie große Bedeutung für die Muskelbalance. Grundlegend sind die Pilates-Basics (Seite 48–53), die zu Beginn Ihres Trainings die tief liegenden Muskeln Ihres Körpers kräftigen. Ein paar der Einsteigerübungen dienen Ihnen später auch als Warm-up, wenn Sie schon fortgeschrittener sind. Durch die sanften Dehnungen erfahren Sie zudem, wo ein Muskel überarbeitet und/oder verkürzt ist.

Sanfte Vorbereitung: Pre-Pilates-Übungen

Die so genannten Pre-Pilates-Übungen in diesem Kapitel wurden entwickelt, um den Körper auf möglichst sanfte und schonende Art auf die zum Teil sehr komplexen und körperlich anspruchsvollen Originalübungen vorzubereiten. Positiver Nebeneffekt: Der Körper wird von innen nach außen stabilisiert und von Verspannungen und Haltungsschmerzen befreit. Wie das funktioniert, veranschaulicht folgendes Bild.

Unser Körper – ein Baum

Stellen Sie sich einen großen, alten Baum vor, mit weit ausladenden Ästen und schwerem Blattwerk. Ohne stabile Wurzeln würde der kleinste Windhauch ihn umwerfen. Genauso verhält es sich mit unserem Körper: Dort sind es die tief liegenden Muskeln des Powerhouse – sozusagen die Wurzeln unseres Körpers –, die den Körper stabilisieren und dafür sorgen, dass die oberflächlicheren Muskeln – die Mobilisatoren – den Körper ungehindert bewegen können. Mit den Pre-Pilates-Übungen werden die Stabilisatoren mit so minimalen Bewegungen stimuliert und gekräftigt, dass die oberflächlicheren Muskeln ausgeschaltet bleiben können. Die Pre-Pilates-Übungen werden aus dem Powerhouse heraus gemacht, mit flachem Bauch, aktiviertem Beckenboden und stabilem Becken, das sich überhaupt nicht bewegt. Da unser »Körper-Baum« neben starken Wurzeln auch Flexibilität benötigt, sorgt eine Reihe von Dehnungen für die Beweglichkeit Ihres Körpers.

DEUTSCH ODER ENGLISCH

Die Übungen in diesem Buch, die deutsche Namen haben, sind so genannte Pre-Pilates-Übungen, die mit englischem Titel Originalübungen, die Joseph Pilates selbst entwickelt hat. Durch die verschiedensprachigen Titel können Sie sie ganz leicht voneinander unterscheiden. Beim Training werden immer die englischen Namen der Originalübungen verwendet, da die Übersetzungen oft eine abweichende Bedeutung haben.

TIPP

Verabreden Sie sich mit einer Freundin zum gemeinsamen Training. Manchmal bemerkt eine zweite Person Fehler, die sich eingeschlichen haben, besser als man selbst.

Mobilisierung – Optimale Vorbereitung

Auf den folgenden zwei Doppelseiten finden Sie ein paar leichte Übungen, die Ihren Körper durch gezielte Lockerung der Gelenke sanft aufwärmen und sie so optimal auf das Workout vorbereiten. In vielen Studios beginnt der Mattenunterricht – egal, ob für Anfänger oder Fortgeschrittene – grundsätzlich mit solchen sanften Übungen. Neben der Wirkung, die sie auf der körperlichen Ebene haben, ermöglichen sie es auch, ganz bewusst in die Übungssituation zu gehen und geistig zur Ruhe zu kommen.

TIPP

Genießen Sie die Armkreise, um nach einem anstrengenden Tag ganz bewusst zu entspannen!

Armkreise

Mithilfe der Armkreise lockern Sie nicht nur die Schultergelenke, sondern verhelfen außerdem der Brustwirbelsäule und den Rippen zu wesentlich mehr Beweglichkeit.

› Begeben Sie sich in die Rückenlage. Legen Sie sich mit lang ausgestreckten Armen und Beinen auf die Matte. Wenn Ihnen das angenehm ist, legen Sie ein zusammengefaltetes Handtuch unter den Kopf. Gönnen Sie sich ein bis zwei Atemzüge, um auf der Matte anzukommen.

1 › Führen Sie dann Ihren linken Arm über Oberschenkel und Rumpf nach rechts.

2 › Lassen Sie ihn von da aus über den Kopf zur rechten Seite und wieder in die Ausgangsposition zurückwandern. So zeichnen Sie einen großen und geschmeidigen Kreis um sich herum.

1

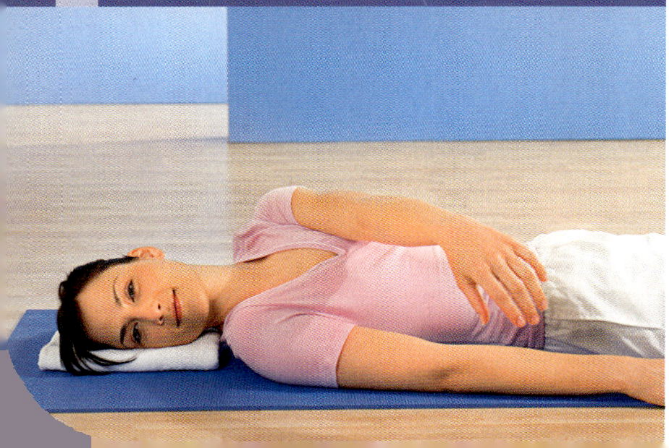

2 4- bis 5-mal je Seite

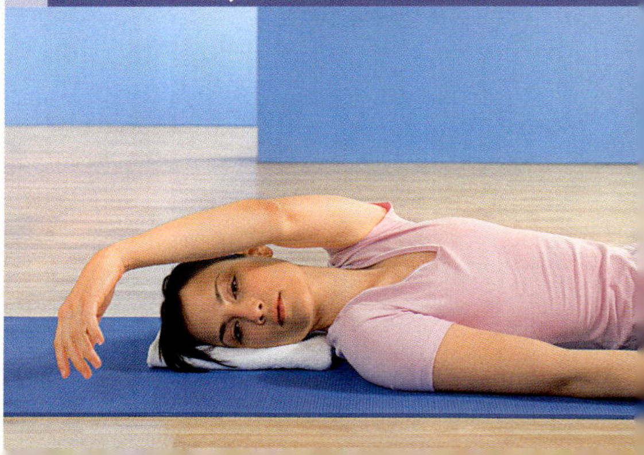

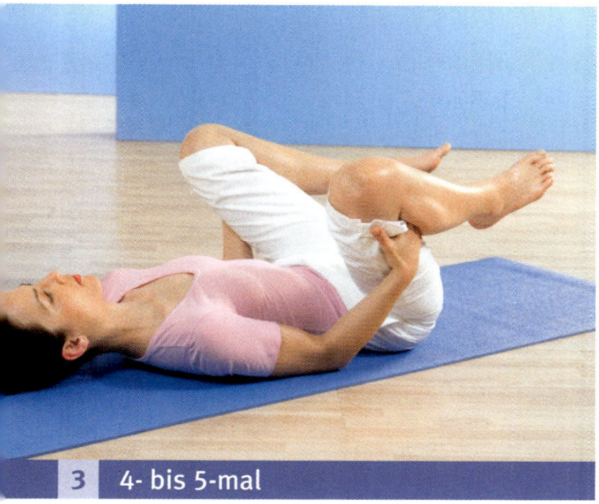

3 4- bis 5-mal

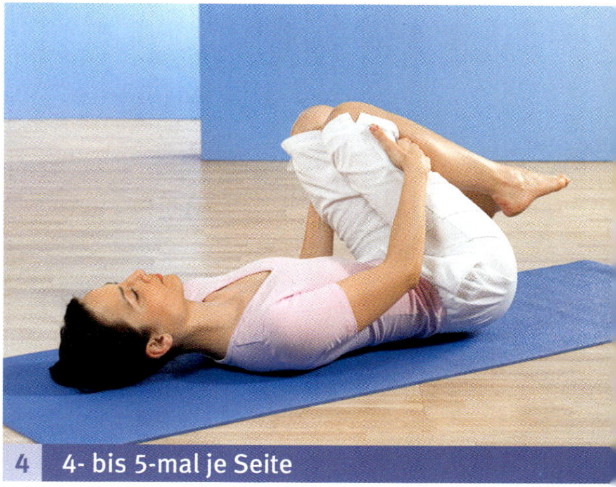

4 4- bis 5-mal je Seite

Beinkreise

Mobilisierung der Hüftgelenke

Die Beinkreise mobilisieren ganz sanft Ihre Hüftgelenke.

- Begeben Sie sich in die Rückenlage. Ziehen Sie beide Beine entspannt zum Brustkorb und halten Sie sie mit den Händen in den Kniekehlen fest.

3
- Ziehen Sie die Beine sanft zu sich heran und lassen Sie sie sich öffnen. Führen Sie sie wieder von sich weg und lassen sie sich wieder schließen, sodass Sie mit beiden Knien kleine Kreise beschreiben.

VARIANTE: **Massage für Kreuzbein und Lendenwirbelsäule**

- Ziehen Sie beide Beine wieder entspannt zum Brustkorb und halten Sie sie jeweils in den Kniekehlen fest.
- Ziehen Sie die Beine mit den Händen sanft zu sich hin. Lassen Sie die Knie geschlossen und beschreiben Sie die Beinkreise nun vier- bis fünfmal in die gleiche Richtung. 4 Dann die Übung in die andere Richtung ausführen.

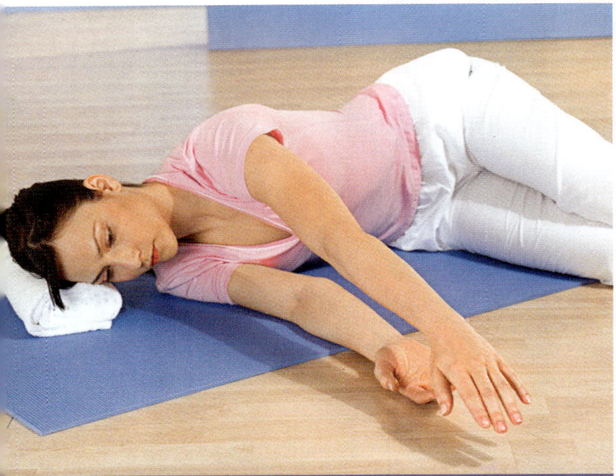

1 4- bis 5-mal je Seite

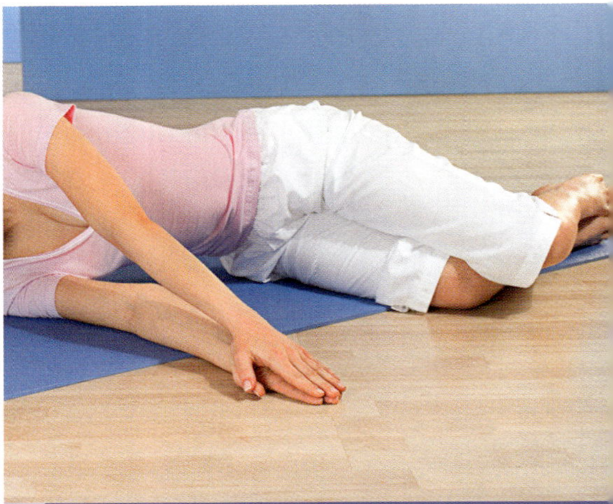

2 4- bis 5-mal je Seite

Feldenkrais-Rotation

Diese Übung ist dem Feldenkrais entliehen und mobilisiert ganz sanft Brust- und Lendenwirbelsäule. Führen Sie sie unbedingt auf beiden Seiten aus!

TIPP
Leiden Sie unter Ischias-Beschwerden oder leichten Rückenschmerzen? Dann hift Ihnen die Feldenkrais-Rotation. Die Übung entspannt und ist Balsam für Ihre Wirbelsäule.

› Begeben Sie sich in die Seitenlage. Die Arme sind nach vorn ausgestreckt, die Handflächen ruhen aufeinander und die Knie sind etwa im 90-Grad-Winkel gebeugt.

1 › Heben Sie Ihre Taille vom Boden ab und schieben Sie ganz entspannt den oberen Arm über den unteren Arm, die obere Hand über die untere Hand nach vorn hinaus. Die Knie bleiben geschlossen.

› Ziehen Sie nun sanft die obere Schulter wieder zurück, lassen Sie Ihren Arm lang, während die obere Hand über die untere wieder zurückgleitet.

2 › Lassen Sie dann Ihr oberes Bein über das untere nach vorn gleiten und ziehen Sie es anschließend genauso sanft wieder zurück. Achten Sie bei dieser Bewegung darauf, dass Ihre Hände fest geschlossen bleiben.

VARIANTE: Eine echte Herausforderung für Ihre Stabilisatoren wird die Übung, wenn Sie die Arme schulterbreit und die Beine hüftbreit öffnen!

Beckenschaukel

Die Pilates-Rückenübungen werden noch entspannter und angenehmer, wenn Sie Ihren Rücken durch folgende Übung mobilisieren.

› Begeben Sie sich in die Bauchlage. Die Arme sind angewinkelt, die Hände liegen übereinander und die Stirn ruht auf den Händen. Die Beine sind lang ausgestreckt.

› Schaukeln Sie nun Ihr Becken ein paar Mal ganz locker nach rechts und links.

3 › Bringen Sie Ihr Becken zur Mitte zurück und heben Sie mit dem Einatmen eine Beckenschaufel sanft vom Boden ab.

› Mit dem Ausatmen lassen Sie die Beckenschaufel wieder sanft zum Boden sinken. Die Knie bleiben dabei die ganze Zeit auf der Matte liegen.

› Anschließend die andere Beckenschaufel mit dem Einatmen vom Boden abheben und mit dem Ausatmen wieder sanft zu Boden sinken lassen.

3 2- bis 3-mal je Seite

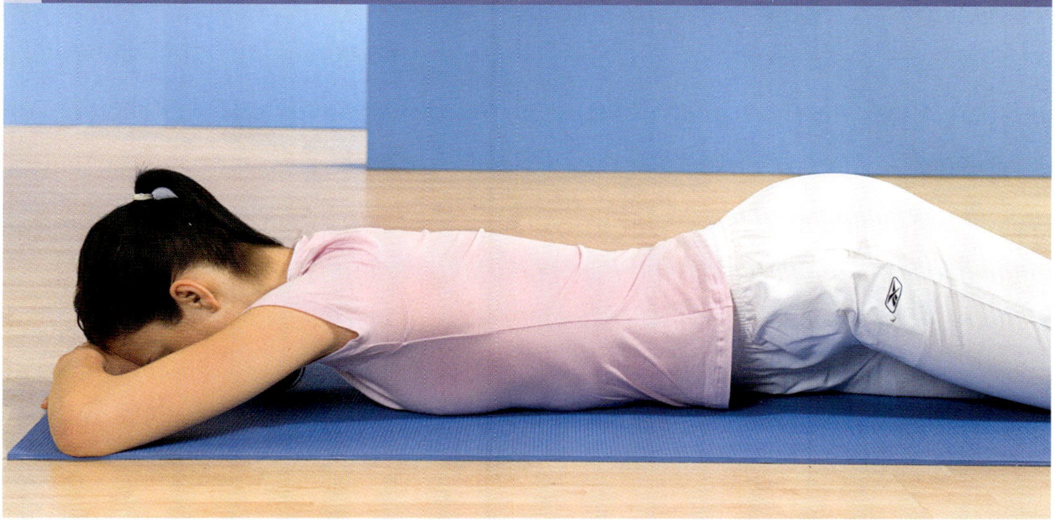

Basisstabilisierung – Pilates-Basics

Die Pilates-Basics auf dieser und den folgenden Seiten sind Übungen, die sehr sanft wirken und Sie mit einigen wichtigen Faktoren des Pilates-Trainings bekannt machen: mit der Neutralen Position, der Atmung in den seitlichen Brustkorb, der Beckenboden- und der Powerhouse-Aktivierung. Diese Basics werden vor jeder einzelnen Übung als Vorbereitung ausgeführt.

Neutrale Position

Die Neutrale Position des Beckens ist die Basis des Pilates-Trainings. Sie ist die Ausgangsposition für zahlreiche Pilates-Übungen. Die Neutrale Position entspannt die Wirbelsäule, stärkt ihre natürlichen Kurven und wirkt auch Wunder nach einem anstrengenden Arbeitstag! Einfach hinlegen, den Boden unter sich spüren, Gewicht abgeben und locker und tief atmen.

WICHTIG
Falls Spannungen im Schulter- oder Lendenwirbelbereich auftreten, lassen Sie den Kopf langsam und sanft von einer Seite zur anderen rollen. Versuchen Sie, die Bewegung mit weniger Körperspannung auszuführen!

› Begeben Sie sich in die Rückenlage. Unter Ihrem Kopf liegt ein gefaltetes Handtuch. Die Beine sind mit hüftbreitem Abstand aufgestellt, die Kniegelenke bilden einen rechten Winkel. Ihre Arme ruhen lang ausgestreckt neben Ihnen.

› Probieren Sie in einem angenehmen Tempo die verschiedenen Positionen:

1 › Rollen Sie das Becken in den Boden, bis die Lendenwirbelsäule flach aufliegt und das Becken leicht abhebt.

1

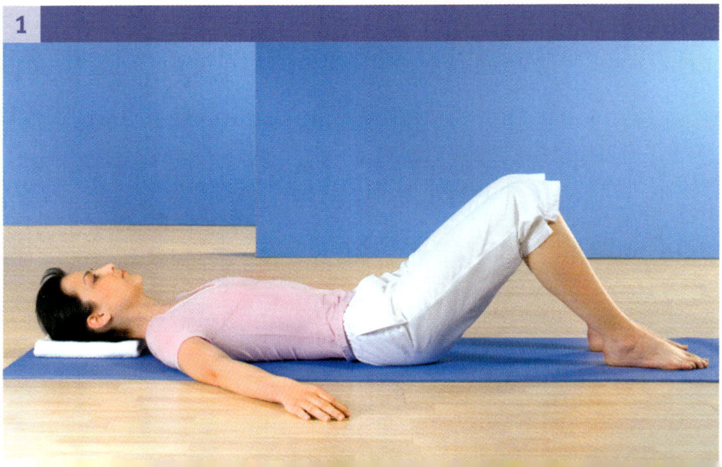

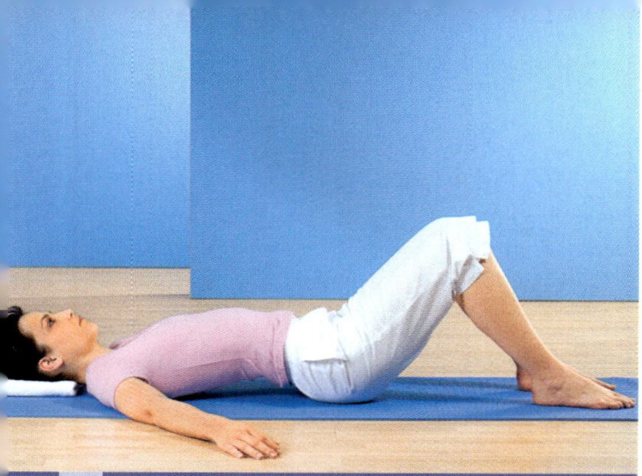

2

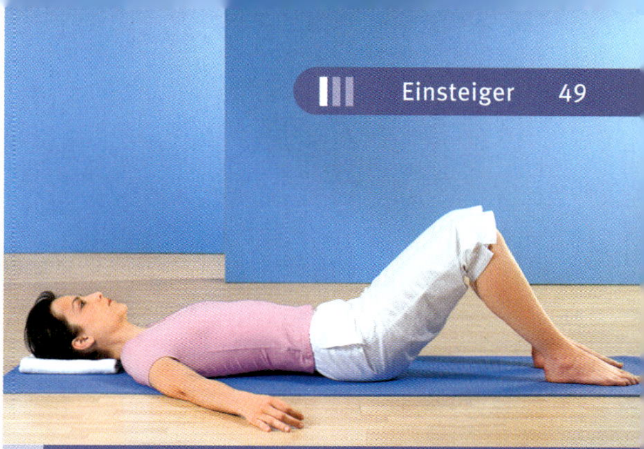

3 2- bis 3-mal in jeder Position

2 › Kippen Sie dann das Becken, bis ein Hohlkreuz entsteht.

› Platzieren Sie nun Ihre Hände auf Höhe der Taille unter der Lendenwirbelsäule und lassen Sie den Rücken sanft auf die Hände sinken, ganz so als wollten Sie die Hände wärmen, aber nicht drücken.

3 › Legen Sie die Arme anschließend wieder neben dem Körper ab. Dies ist Ihre korrekte Neutrale Position. Gönnen Sie sich in ihr ein paar entspannte Atemzüge.

› Um die Beine von Verspannungen zu befreien, schütteln Sie ein paar Mal die Knie. Füße und Schultern verschmelzen mit dem Boden.

VARIANTE: Wenn Sie die Neutrale Position beherrschen, können Sie sie zusammen mit den Übungen »Knie heben« oder »Kleine Kniekreise« (Seite 54) ausführen.

GU-ERFOLGSTIPP

Das Wichtigste ist, dass das Becken in der Neutralen Position möglichst entspannt und locker ist. Um das zu erreichen, können Sie eine Anleihe bei der Progressiven Muskelentspannung nach Jacobson machen: Nehmen Sie Ihre Übungsposition ein und spannen Sie dann alle Muskeln in der Becken-Po-Oberschenkel-Region so fest an wie Sie nur können. Halten Sie die Spannung, zählen Sie bis drei und lassen Sie dann in einem Schwung alle angespannten Muskeln auf einmal los.

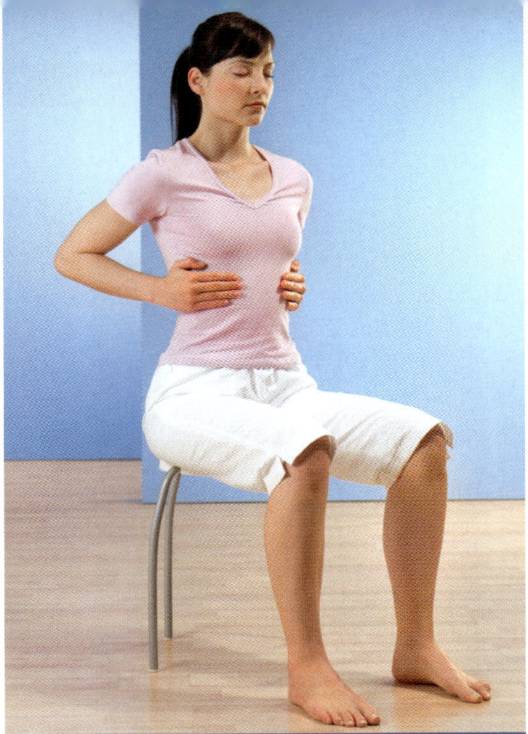

1 5-mal

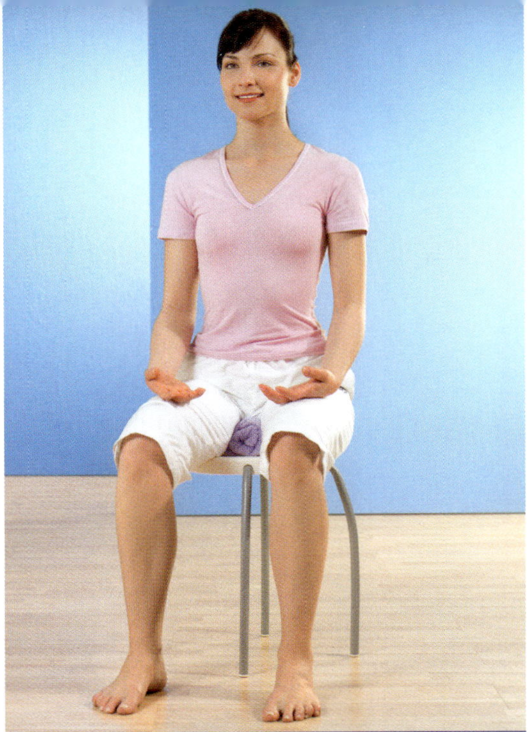

2 5-mal

Brustkorbatmung

Die Brustkorbatmung ist ein sehr wichtiger Bestandteil der Pilates-Übungen. Sie mobilisiert die Zwischenrippenmuskulatur, verhilft Ihnen zu einer tiefen und intensiven Atmung und stabilisiert das Powerhouse von oben. Mit ihrer Hilfe kann die Spannung des Powerhouse während der anspruchsvollen Originalübungen aufrechterhalten werden. Die Anweisungen »Atmen Sie in die unteren Rippen« und »Atmen Sie zur Vorbereitung ein«, die Sie auf den folgenden Seiten finden, beziehen sich auf diese Form der Atmung.

› Setzen Sie sich aufrecht auf einen Hocker mit einer harten Sitzfläche, die Beine sind hüftbreit voneinander entfernt.

› Legen Sie Ihre Hände seitlich auf die Rippen.

1 › Geben Sie mit den Händen einen leichten Druck auf die Rippen und versuchen Sie, beim Einatmen die Hände mit den Rippen auseinanderzuschieben.

WICHTIG

Wölbt sich Ihr Bauch? Heben sich Brustbein und Schultern? Beides sollte nicht passieren. Konzentrieren Sie die ganze Atmung ausschließlich auf den Bereich unter Ihren Händen. Hier hilft ein Spiegel bei der Kontrolle.

Beckenboden-Aktivierung

Der Beckenboden bildet eine muskuläre Einheit mit dem tief liegenden Bauchmuskel. Beide zusammen sind maßgeblich an der Stabilisierung des Rumpfes beteiligt. Die Anweisungen »Beckenboden hochziehen« und/oder »Sitzbeinhöcker zueinanderziehen« beziehen sich auf diese Art der Beckenbodenarbeit, die die Stärkung der Beckenbodenmuskulatur zum Ziel hat.

2

- Rollen Sie ein Handtuch zusammen, legen Sie es auf einen Hocker und setzen Sie sich rittlings darauf. Die Beine sind hüftbreit geöffnet, die Handrücken liegen auf den Oberschenkeln, der Nacken ist lang.
- Atmen Sie in die unteren Rippen ein. Mit dem Ausatmen ziehen Sie den Beckenboden sanft hoch, sodass der Druck auf dem Handtuch stärker wird.
- Halten Sie den Beckenboden angespannt, versuchen Sie, die Sitzbeinhöcker sanft zueinanderzuziehen, ohne dass der Po mitarbeitet. Atmen Sie ruhig weiter, zählen Sie im Kopf bis fünf und lassen Sie langsam wieder los.

VARIANTE: **Beckenboden-Aufzug**
Stellen Sie sich Ihren Beckenboden als Aufzug vor, der langsam drei Stockwerke hochfährt. Verstärken Sie die Spannung dementsprechend stufenweise und lösen Sie sie dann wieder auf.

GU-ERFOLGSTIPP

Schultern und Kiefer wollen bei dieser Übung besonders gern mitarbeiten, dürfen es aber nicht. Von außen sollte man Ihnen keine Veränderung anmerken. Das Becken rollt nicht! Achten Sie darauf, dass sich von unten kein »Röhrengefühl« einstellt, also kein Gefühl, als würden Sie etwas in sich hineinsaugen. Visualisieren Sie Ihren Beckenboden als Hängematte, die Sie straffen. Arbeiten Sie richtig, nimmt der Druck auf das Handtuch ab.

Powerhouse-Aktivierung

Die Powerhouse-Aktivierung verbindet die einzelnen Komponenten der vorangegangenen drei Übungen und stellt für alle folgenden die Vorbereitung dar: Dazu bringen Sie zuerst Ihren Rumpf im Liegen, Sitzen oder Stehen in eine möglichst neutrale Position für Becken, Wirbelsäule und Schultern, atmen dann ein und aktivieren mit dem Ausatmen Ihr Powerhouse. Dieser Ablauf geht Ihnen mit der Zeit so in Fleisch und Blut über, dass Sie die einzelnen Punkte nicht mehr separat ausführen, sondern miteinander verbinden.

Auch wenn diese Übung unspektakulär scheint und nur wenig Anstrengung verlangt, gehört sie zu den wichtigsten für die Vorbereitung auf die schwierigeren Workouts.

Bei den Anweisungen werden Sie folgende Formulierungen finden:

› »Aktivieren Sie Ihr Powerhouse«,

› »Ziehen Sie den Beckenboden hoch und den Bauchnabel in Richtung Wirbelsäule« oder

› »Stabilisieren Sie mit dem Ausatmen«.

Damit ist in allen Fällen dieser Ablauf gemeint:

WICHTIG

Achten Sie darauf, dass das Becken sich während der Powerhouse-Aktivierung nicht bewegt. Das können Sie leicht überprüfen, indem Sie die Hände auf die Beckenschaufeln oder unter die Taille legen. Ihre Schultern sollten ganz entspannt und locker sein.

› Neutrale Position. Die Hände liegen unter den Rippen.

› Atmen Sie in die unteren Rippen.

1 › Mit dem Ausatmen ziehen Sie sanft den Beckenboden hoch und lassen die Bauchdecke in Richtung Wirbelsäule sinken.

1 6- bis 7-mal

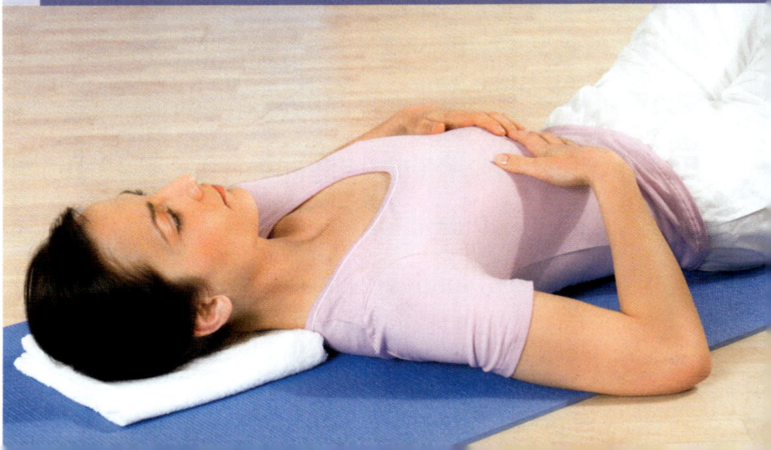

› Halten Sie den Bauch einen Moment flach, atmen Sie entspannt weiter und lösen Sie die Spannung wieder auf. Arbeiten Sie mit minimaler Anspannung!

Schienbeinpresse

Für die schwierigeren Versionen dieser und anderer Übungen brauchen Sie ein wirklich stabiles Powerhouse. Um ein Gefühl dafür zu entwickeln, hilft folgende Übung:

2 › Begeben Sie sich in die Neutrale Position. Füße vom Boden lösen und Knie zum Körper ziehen. Ihre Hände umfassen dabei die Schienbeine ein wenig unterhalb der Knie. Der Kopf darf sich dabei heben.

› Atmen Sie entspannt und drücken Sie die Schienbeine sanft gegen die Hände. Lassen Sie die Bauchdecke fallen und die Lendenwirbelsäule mit dem Boden verschmelzen.

› Denken Sie sich Ihren Rücken weich und lassen Sie ihn mit dem Boden eins werden. Sie sollten keinen unangenehmen Druck in der Lendenregion spüren!

3 › Lösen Sie die Hände von den Knien und strecken Sie sie parallel zum Boden aus. Halten Sie diese Position kurz.

› Zwischen den Wiederholungen zurück in die Startposition gehen und entspannen.

2

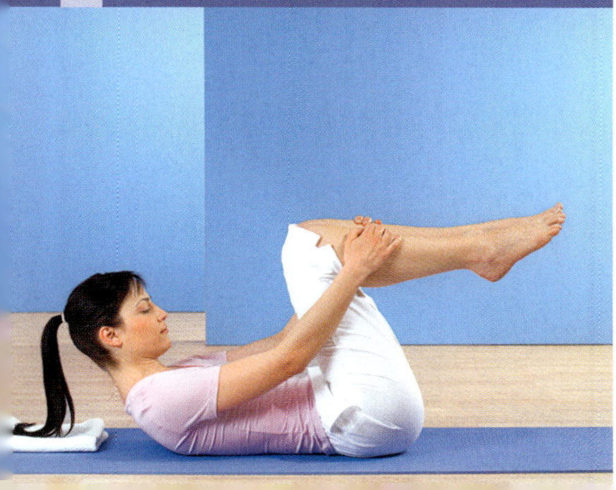

3 3- bis 4-mal

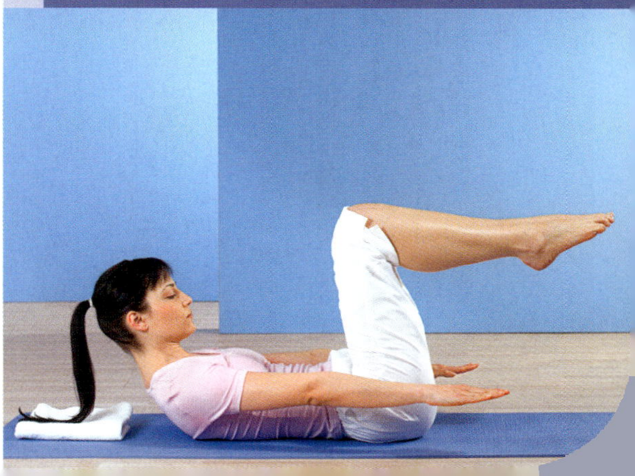

GU-ERFOLGSTIPP

Mit einem kleinen Trick finden Sie heraus, ob Sie das Becken während der Übung wirklich ganz ruhig halten. Legen Sie dieses Buch unter Ihren Po. Lassen Sie das Becken in Ihrer Vorstellung schwer wie eine Bowlingkugel werden und führen Sie dann die Übung durch. Wenn Sie dabei – was nicht sein soll – Ihr Gewicht im Becken verlagern, merken Sie das sofort daran, dass das Buch unter Ihnen leicht nachgibt.

Stabiles Becken, stabile Schultern

Knie heben

Einfach, aber oho! Das »Knie heben« hilft äußerst effektiv bei der Stabilisierung von Becken und Rumpf und kräftigt die Bauchmuskulatur.

› Begeben Sie sich in die Neutrale Position, die Hände liegen auf dem Boden.

› Atmen Sie zur Vorbereitung ein.

› Mit dem Ausatmen aktivieren Sie Ihren Beckenboden und lassen den Bauchnabel sanft in Richtung Wirbelsäule sinken.

1 › Geben Sie Ihr ganzes Gewicht gedanklich an den Boden ab und heben Sie dann langsam Ihr rechtes Knie ein paar Zentimeter an, ohne dass sich das Becken bewegt.

› Atmen Sie, wenn das Knie angehoben ist, wieder ein, erneuern Sie mit dem Ausatmen die Spannung des Powerhouse und senken Sie das Bein.

VARIANTE: **Kleine Kniekreise**

› Heben Sie das Knie ab wie bei der Ursprungsübung und legen Sie ein Flexband nahe der Kniekehle hinter Ihren Oberschenkel.

› Lassen Sie Ihren Unterschenkel locker hängen, aktivieren Sie Beckenboden und Bauch und versuchen Sie, kleine Kreise mit dem Knie an die Decke zu malen, ohne dass sich das Becken bewegt.

1 3-mal je Seite, immer abwechselnd

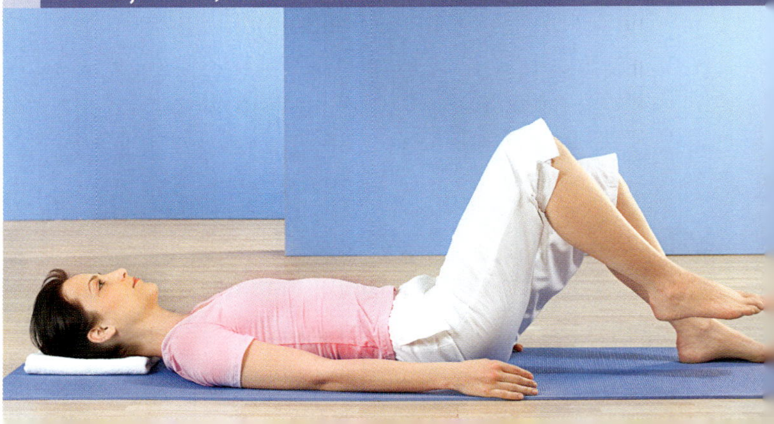

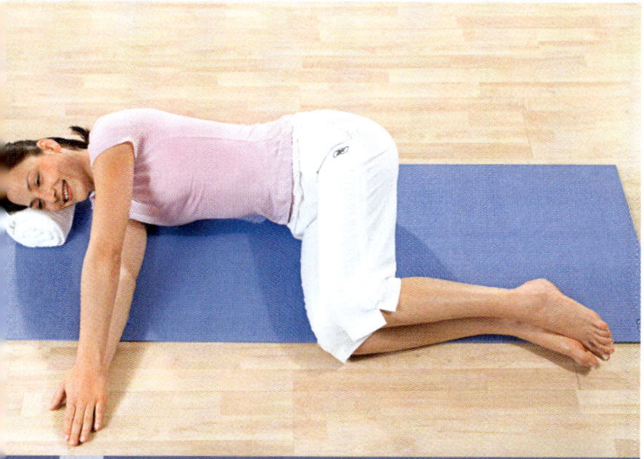

2

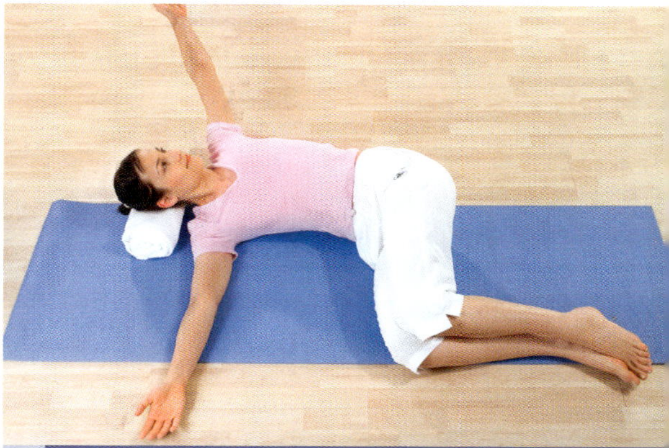

3 3-mal je Seite

Arme öffnen

Das »Arme öffnen« verbindet zwei ganz wichtige Übungen miteinander. Zum einen wird die Wirbelsäule gedreht, wie bei einem ausgewrungenen Handtuch, was sehr gut für sie ist. Zum anderen wird Ihr Becken gekräftigt und das Dekolleté gedehnt.

2 › Begeben Sie sich in die Seitenlage. Zwei Handtücher liegen zusammengerollt unter Ihrem Kopf, Ihre Arme sind lang nach vorn ausgestreckt. Die Beine sind angewinkelt, sodass Sie sowohl im Hüft- als auch im Kniegelenk einen rechten Winkel haben. Die Knie ruhen aufeinander.

› Stabilisieren Sie mit dem Ausatmen, schieben Sie die obere Hand lang nach vorn hinaus, heben Sie den Arm ab, dieser öffnet sich zur Decke und fließt weiter bis nach hinten.

3 › Ihr Blick folgt der Hand, die Wirbelsäule rollt mit, der Schultergürtel ist weit und offen, die Schultern sind locker und entspannt, die Knie bleiben fest geschlossen aufeinander liegen.

› Gehen Sie bis an den Punkt, an dem Sie eine Dehnung in der Schulterpartie spüren, halten Sie die Position für drei entspannte Atemzüge und bringen Sie anschließend den Arm in einer gegengleichen Bewegung zurück.

TIPP

Bewegen Sie Ihren Arm in der Endposition leicht auf und ab in Richtung Kopf und Füße und beobachten Sie, ob die Dehnung dadurch stärker wird.

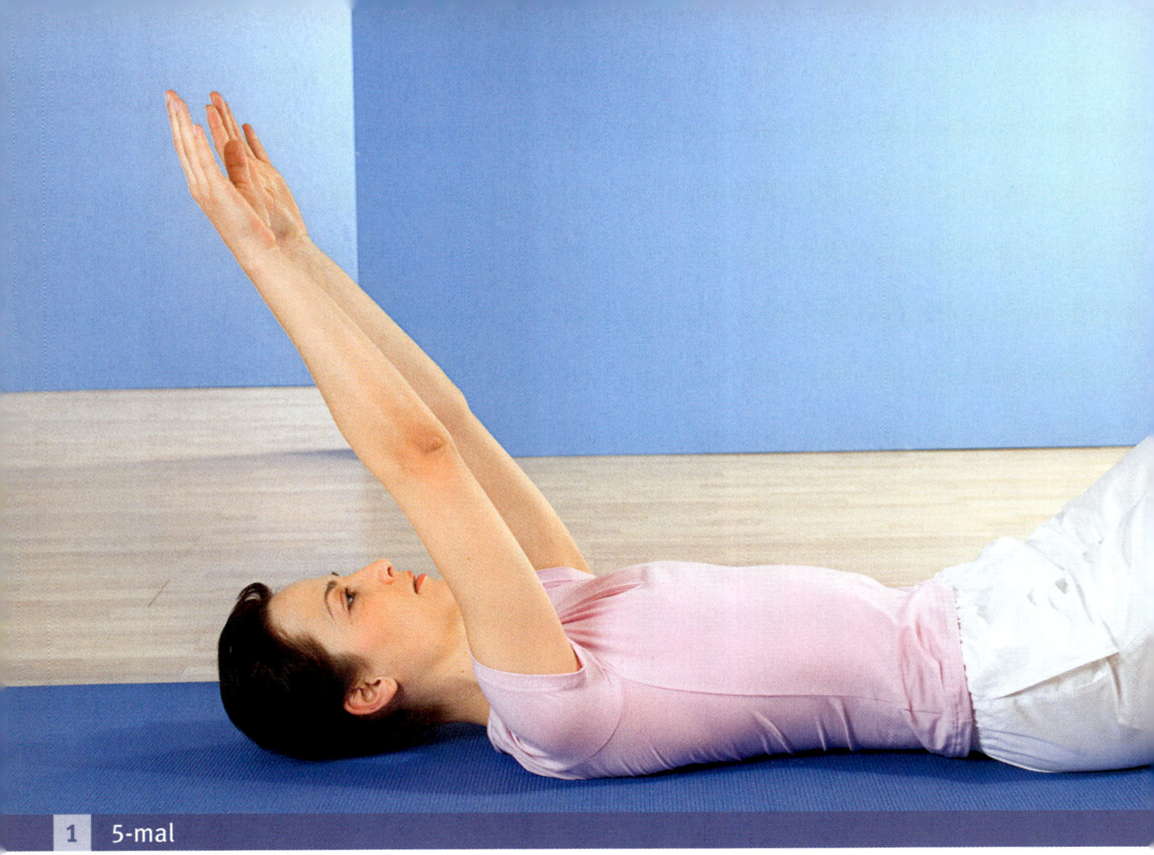

TIPP

So entspannen Sie die Schultern: Stellen Sie sich vor, dass Ihre Schulterblätter durch ein dickes Gummiband mit dem Becken verbunden sind und nach unten gleiten, während sich die Arme heben.

Armführung

Die »Armführung« ist eine der wichtigsten Übungen zur Stabilisierung des Schultergürtels und zur Entspannung des Nackens. Bei dieser Form der Schulterarbeit werden die Schultern bewusst ein klein wenig gehoben, gelockert und dann sanft hinuntergezogen, was bei den einzelnen Workouts auch mit den folgenden Formulierungen beschrieben wird:

- »Integrieren Sie die Schultern«,
- »Ihre Schultern sind locker und entspannt/Halten Sie Abstand zwischen Ihren Schultern und den Ohren« oder
- »Die Schultern sind weit und offen«.

- Begeben Sie sich in die Neutrale Position.
- Atmen Sie sanft in die unteren Rippen, mit dem Ausatmen aktivieren Sie Ihr Powerhouse.

1 › Lassen Sie Ihre Hände am Boden entlang in Richtung Füße gleiten. Erst dann heben Sie Arme und Hände ab in Richtung Decke und führen sie im Halbkreis hinter den Kopf. Die Arme sind in Verlängerung des Körpers lang gestreckt, die Schultern liegen fest auf den Rippen auf, das heißt, sie sind nicht Richtung Ohren hochgezogen. Sie können dies testen, indem Sie einmal bewusst die Schultern ganz hochziehen. Führen Sie sie dann wieder zurück. Sobald Sie merken, dass Sie die Schultern heben, senken Sie die Arme wieder!

- Gehen Sie so weit, bis Sie eine Dehnung in der Nacken- bzw. Oberarmregion verspüren, stabilisieren Sie erneut und führen Sie die Arme wieder zurück.

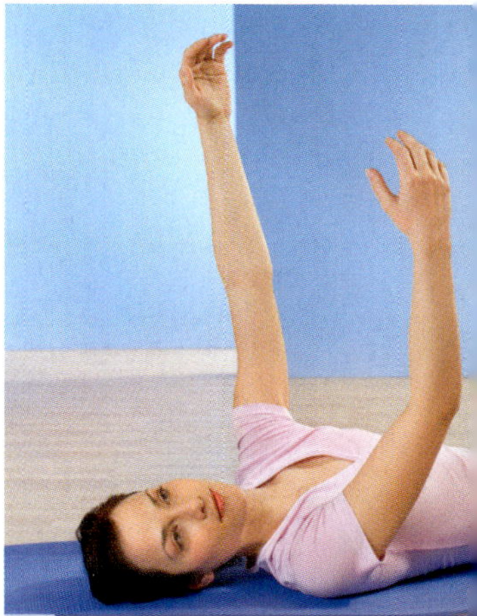
2 3- bis 4-mal je Seite

Schultern fallen lassen

Dies ist eine wunderbare Übung bei verspannten Schultern oder nach einem anstrengenden Tag. Sie trägt zur Dehnung und Entspannung der Nackenpartie sowie der Muskulatur zwischen den Schulterblättern bei und fördert die Beweglichkeit der Brustwirbelsäule.

- Nehmen Sie die Neutrale Position ein, die Arme sind lang zur Decke ausgestreckt.

2 › Atmen Sie ganz entspannt ein und aus. Mit dem Einatmen heben Sie Ihren linken Arm weit nach oben zur Decke, sodass der Arm sich streckt und eine leichte Diagonale nach rechts bildet, die Schulter abhebt, Brustkorb und Kopf sanft ein wenig nach rechts rollen.

- Mit dem Ausatmen lassen Sie die Schulter wieder weich in ihre Ausgangsposition zurückgleiten, der Arm bleibt dabei weiterhin zur Decke gestreckt.

WICHTIG

Achten Sie darauf, dass die Schulter sanft zurückgleitet, wie in ein weiches Daunenkissen und nicht wie auf einen harten Betonboden. Die Übung soll schließlich entspannend sein!

Mobile Wirbelsäule

Hüfte rollen

Mit dieser Übung mobilisieren Sie die Wirbelsäule und dehnen zudem die Rückenmuskulatur.

WICHTIG
Beim Hüftrollen passiert es leicht einmal, dass Sie zu weit zur Seite rollen. Konzentrieren Sie sich daher ausschließlich auf die Rollbewegung und achten Sie darauf, dass Ihre Schultern am Boden bleiben!

› Begeben Sie sich in die Neutrale Position, Füße und Knie sind dabei jedoch geschlossen. Die Arme sind seitlich mit ein wenig Abstand zum Körper lang ausgestreckt. Wenn Ihnen das angenehm ist, legen Sie ein gefaltetes Handtuch unter den Kopf.

› Atmen Sie zur Vorbereitung ein, mit dem Ausatmen aktivieren Sie Ihr Powerhouse, indem Sie Beckenboden und Bauch sanft einziehen.

1 › Führen Sie dann beide Beine nach links, das Becken rollt mit, Ihren Kopf lassen Sie in die Gegenrichtung rollen. Rollen Sie das Becken nur so weit, wie der gesamte Schultergürtel entspannt auf dem Boden liegen bleiben kann.

› Wenn Sie merken, dass die Gegenschulter vom Boden abheben möchte, erneuern Sie Ihre Stabilisierung und rollen das Becken wieder ganz sanft zurück.

1 3- bis 4-mal je Seite, immer abwechselnd

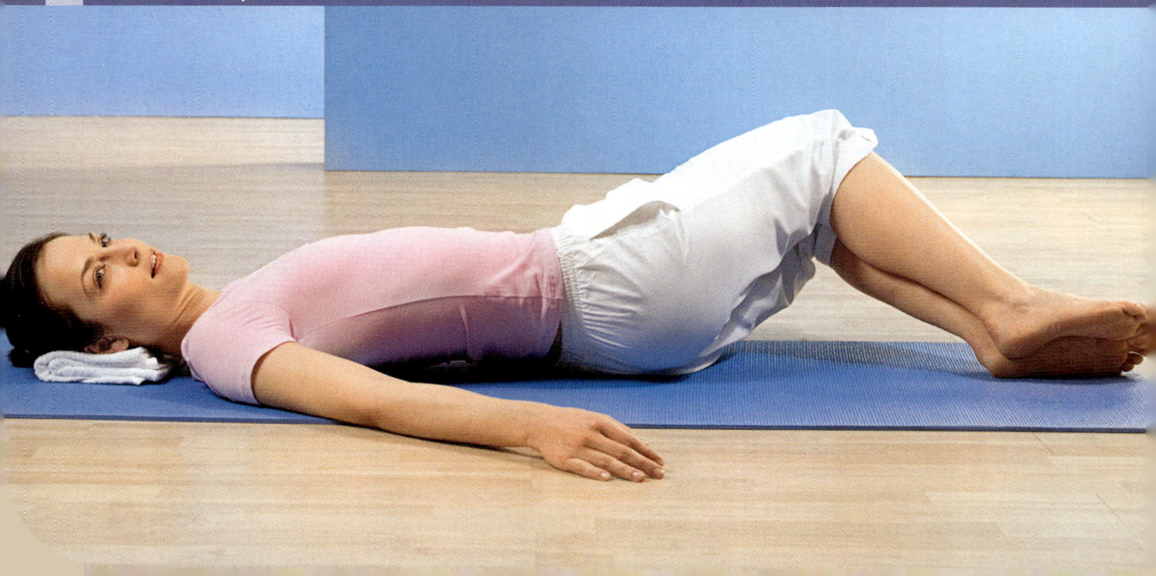

Wirbelsäule aufrollen

Diese Übung, die die Rückenstrecker dehnt und die Wirbelsäule beweglich macht, ist besonders wichtig für Personen mit starker Lendenlordose, das heißt einem starken Hohlrücken im Taillen-/Lendenbereich.

› Gehen Sie in die Neutrale Position. Platzieren Sie einen Tennisball zwischen Ihren Knien.

› Atmen Sie entspannt in die unteren Rippen.

2 › Mit dem Ausatmen ziehen Sie den Beckenboden hoch und lassen den Bauchnabel in Richtung Wirbelsäule fallen. Lassen Sie Ihre Sitzbeinhöcker zueinandergleiten, bis die Lendenwirbelsäule sanft in den Boden rollt und das Becken leicht abhebt.

› Atmen Sie noch einmal ein, aktivieren Sie mit dem Ausatmen Ihr Powerhouse, lassen Sie die Schultern ganz bewusst los und rollen Sie in die Neutrale Position zurück. Beim Herunterrollen möchten Ihre Schultern besonders gerne mithelfen. Lassen Sie sie jedoch ganz entspannt mit dem Boden verschmelzen.

3 › Mit jeder neuen Wiederholung rollen Sie einige wenige Zentimeter höher.

4 › Stellen Sie sich Ihre Wirbelsäule wie eine Perlenkette vor, versuchen Sie, sie wirklich Wirbel für Wirbel hochzurollen. Gehen Sie nur bis zum mittleren Rücken hoch, also nur so weit, dass die unteren Spitzen der Schulterblätter noch Bodenkontakt haben. Die Lendenwirbelsäule ist komplett abgehoben.

WICHTIG

Sie sollten keinen Druck in der Lendenwirbelsäule spüren, falls doch, rollen Sie weniger weit hoch!

2

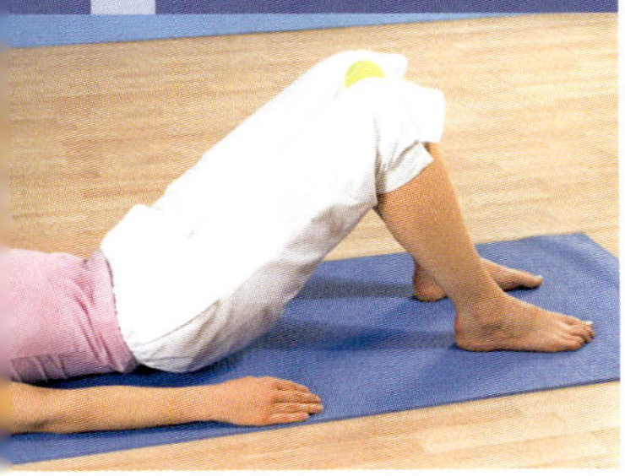

3

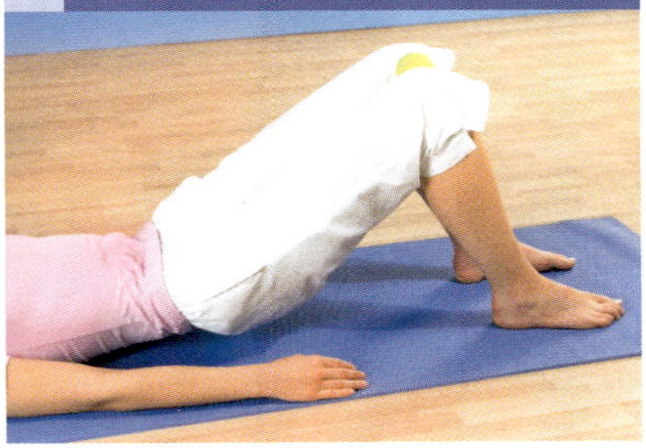

4 5-mal

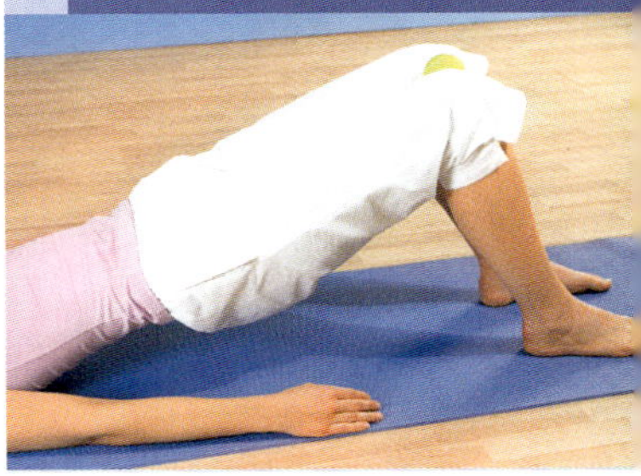

Dehnungen, die das Becken mobilisieren

Dehnung hintere Oberschenkelmuskeln

Übungen zur Dehnung der hinteren Oberschenkelmuskulatur gehören zu den wichtigsten für die Mobilisierung des Beckens sowie der Hüft- und Kniegelenke. Menschen mit sitzender Tätigkeit oder Personen, die ihr Becken im Stehen nach vorn schieben, profitieren besonders davon. Der erste Teil der Übung spricht die oberen, die Variante die unteren Fasern der Muskeln an. Führen Sie sie immer zusammen aus.

WICHTIG
Achten Sie auf Ihren Schultergürtel, er soll so locker wie möglich bleiben. Lassen Sie das Steißbein zum Boden sinken.

› Legen Sie das Flexband oder einen Schal bereit. Nehmen Sie die Neutrale Position ein. Legen Sie eine kleine Handtuchrolle unter Ihre Lendenwirbelsäule und stellen Sie das linke Bein auf. Ihre Ellbogen sind aufgestützt, der Schultergürtel entspannt. Legen Sie das Flexband um Ihre rechte Fußsohle, halten Sie das Bein abgehoben und das Band mit beiden Händen fest.

› Atmen Sie zur Vorbereitung ein, mit dem Ausatmen ziehen Sie den Beckenboden hoch und lassen den Bauchnabel in Richtung Wirbelsäule sinken.

1 › Ziehen Sie dann das rechte Knie zu sich, ohne dass sich der Druck auf das Handtuch erhöht, und strecken Sie den Unterschenkel zur Decke bis zu dem Punkt, an dem die Dehnung einsetzt. Das Bein bleibt auf jeden Fall gebeugt!

› Atmen Sie entspannt weiter, zählen Sie von 15 langsam rückwärts und lösen Sie die Stellung wieder auf. Machen Sie weiter mit der Variante.

VARIANTE: Das gestreckte Bein dehnen

› Strecken Sie nun das rechte Bein mit dem Flexband auf halber Höhe aus, das linke Bein ist aufgestellt. 2

› Stabilisieren Sie und führen Sie das Bein gestreckt in Richtung Decke, ohne dass das Becken in das Handtuch rollt. 3

› Entspannt von 15 herunterzählen, auflösen und die Seite wechseln.

› Sie können zuletzt noch die Wadenmuskulatur dehnen, indem Sie die Ferse herausschieben. Wundern Sie sich nicht, wenn es in der Wade ordentlich zieht!

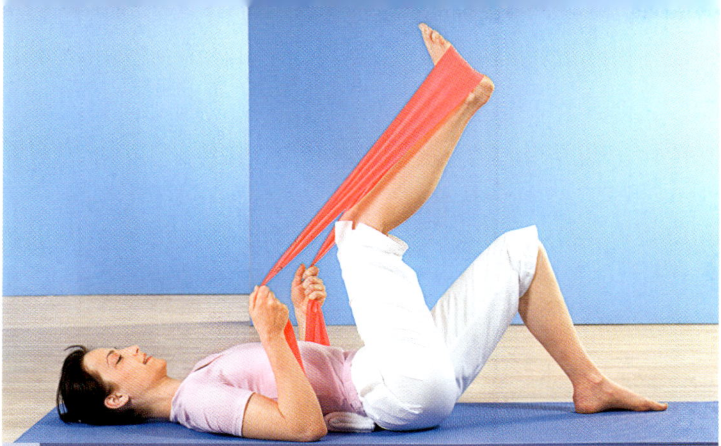

1 1-mal je Seite

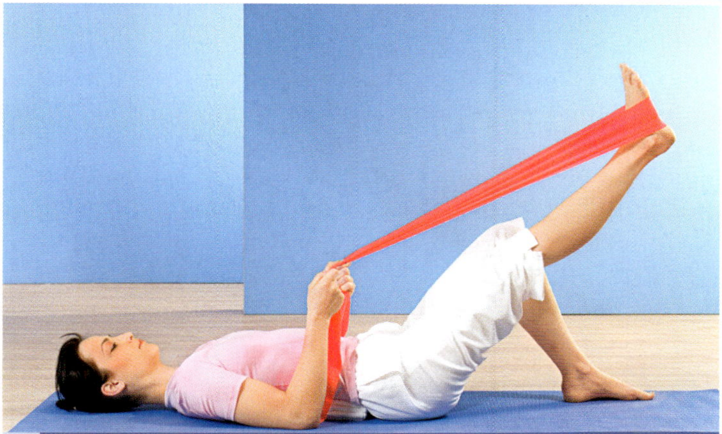

2

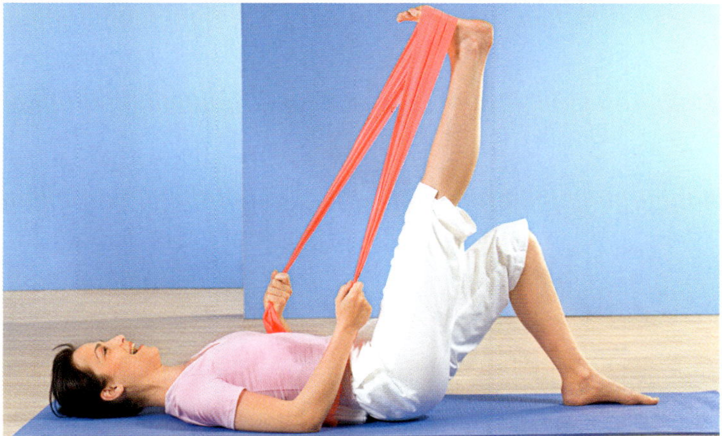

3 1-mal je Seite

TIPP

Das Theraband dient als Verlängerung Ihrer Arme. Halten Sie es lediglich straff, es ist nicht nötig einen Zug auf das Band auszuüben.

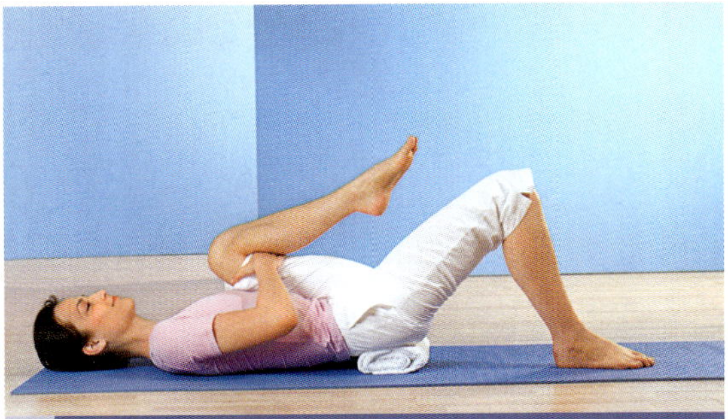

1

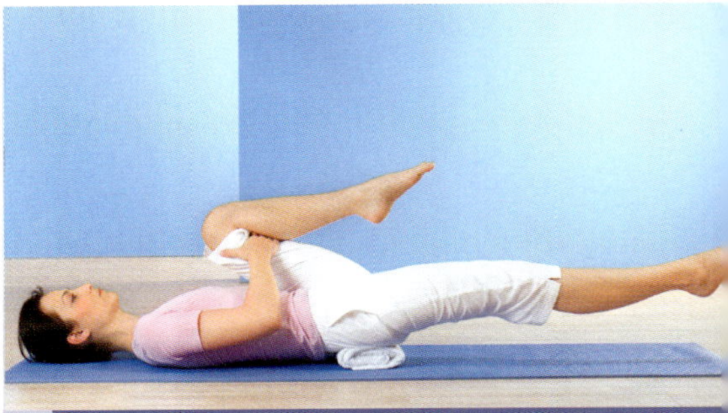

2 1-mal je Seite

Dehnung Hüftbeuger

Die Hüftbeuger sind Muskeln, die das Becken nach vorn kippen, wenn sie verkürzt sind. Dadurch beeinflussen sie die Ausrichtung des gesamten Oberkörpers negativ und verursachen unter anderem Bandscheibenvorfälle. Dehnen ist also wichtig. Die folgenden Dehnübungen verlängern diese Muskeln und mobilisieren Knie, Hüftgelenke, Becken und Lendenwirbelsäule.

TIPP
Versuchen Sie nicht, im zweiten Teil der Dehnung mit Ihrem Bein irgendwie den Boden zu berühren. Konzentrieren Sie sich stattdessen darauf, das Bein möglichst lang zu strecken.

› Gehen Sie in die Rückenlage. Ihr Gesäß ruht dabei auf einer großen Handtuchrolle, die Knie sind zum Brustkorb gezogen und die Oberschenkel liegen weich auf dem Bauch, sodass sich Ihre Lendenwirbelsäule entspannt dem Boden entgegendehnen kann.

› Halten Sie das linke Bein mit beiden Händen in der Kniekehle.

1 › Aktivieren Sie Beckenboden und Bauch mit dem Ausatmen und stellen Sie das rechte Bein, so wie es ist, ohne den Winkel im Knie zu verändern, so nah wie möglich bei der Rolle auf dem Boden ab. Zieht es vorn im rechten Oberschenkel? Das ist ein gutes Zeichen. Achten Sie darauf, dass sich Ihre Lendenwirbelsäule weiter in einer entspannten Dehnungsposition Richtung Boden befindet.

› Halten Sie diese Position für fünf tiefe und ruhige Atemzüge und versuchen Sie, mit jedem Atemzug Ihre Oberschenkelmuskulatur ein bisschen weicher werden zu lassen.

2 › Strecken Sie nun Ihr rechtes Bein lang aus, sodass Sie eine Dehnung in der rechten Leiste spüren, und zählen Sie langsam von 20 rückwärts.

Dehnung Rückenstrecker

Verkürzte Rückenstrecker drücken die Lendenwirbelsäule zusammen und nehmen ihr Bewegungsspielraum – eine typische Ursache für Rückenbeschwerden. Diese Übung dehnt die Rückenstrecker und mobilisiert die Lendenwirbelsäule.

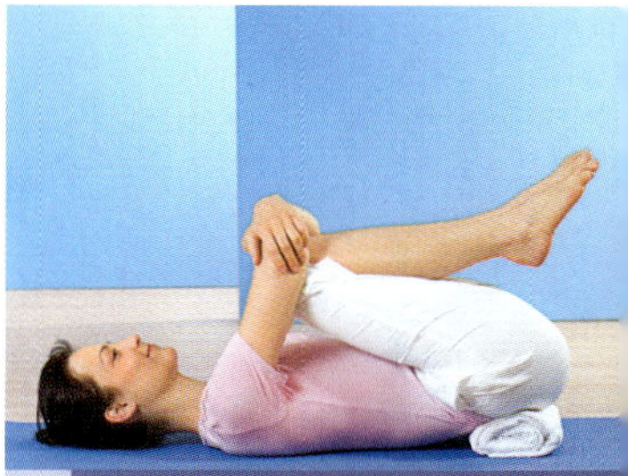

3 1-mal

- Neutrale Position einnehmen. Das Becken liegt auf einer großen Handtuchrolle, die Arme ruhen seitlich neben Ihnen.
- 3 Ziehen Sie Ihre Beine nacheinander zu sich heran. Um die Dehnung zu verstärken, können Sie die Beine mit den Armen umfassen. Lassen Sie dabei die obere Wirbelsäule entspannt mit dem Boden eins werden.
- Atmen Sie in Ihren ganzen Rumpf und spüren Sie, wie die Lendenwirbelsäule weich wird.
- Gönnen Sie sich in dieser Position eine Minute Auszeit.

Dehnung Adduktoren

Die Dehnung der Adduktoren (der Muskelgruppe an der Innenseite der Oberschenkel) ist besonders wichtig, wenn Sie ein schwaches Becken haben oder unter Ischiasbeschwerden leiden.

4 2-mal

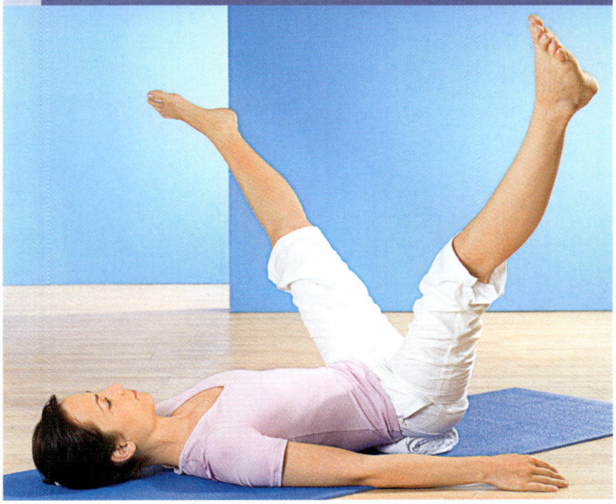

- Neutrale Position einnehmen. Das Becken ruht auf einer großen Handtuchrolle.
- Strecken Sie die Beine lang nach oben aus.
- 4 Öffnen Sie die Beine und lassen Sie sie weich nach außen sinken.
- Gönnen Sie sich in dieser Position fünf entspannte Atemzüge und schließen Sie die Beine wieder.

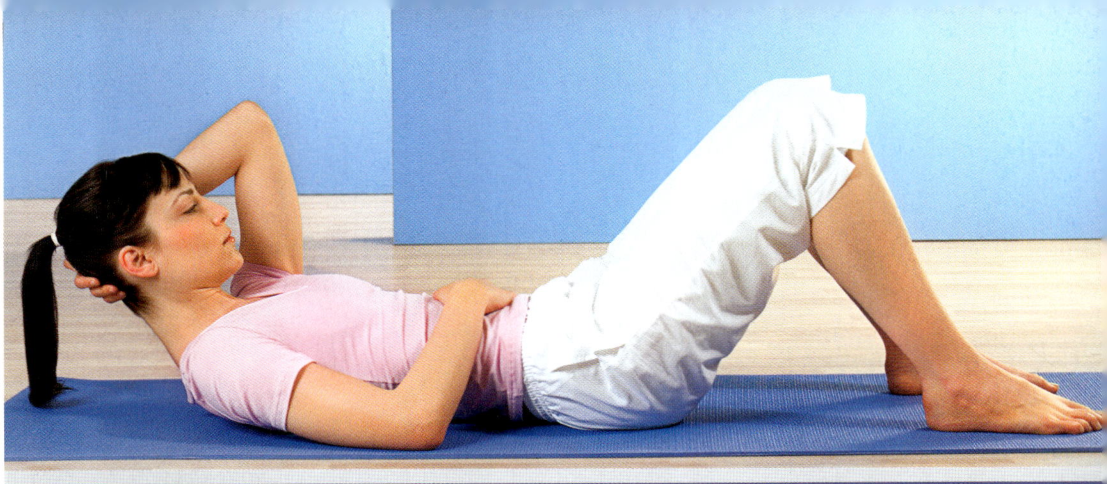

1 5-mal, dann die Hände wechseln

Stärkung für den Bauch

Curl-Ups

Das »Hochrollen« des Oberkörpers kräftigt die tief liegende Bauch- und Rückenmuskulatur, die Zwischenrippenmuskeln und Schulterstabilisatoren. Es festigt zudem das Becken und mobilisiert die Brustwirbelsäule. Arbeiten Sie mit minimalem Kraftaufwand, damit Sie die Stabilisatoren auch wirklich erreichen.

TIPP
Haben Sie während der Übung ein starkes Spannungsgefühl im Nacken, so legen Sie Ihren Kopf ganz bewusst in Ihren Händen ab. Das hilft!

- › Neutrale Position einnehmen. Eine Hand ruht auf dem Bauch, die andere liegt unter Ihrem Kopf.

1 › Aktivieren Sie mit dem Ausatmen das Powerhouse, dann senkt sich das Kinn zum Brustbein, der Kopf hebt sich, Ihr Blick ist auf die Knie gerichtet. Pressen Sie Ihr Kinn nicht aufs Brustbein, sondern lassen Sie es darüber »schweben«.

- › Gehen Sie nur so weit, wie Sie den Bauch ganz flach halten können und dieser sich nicht wölbt. Halten Sie die Position kurz und legen Sie den Oberkörper dann wieder ab.
- › Die Schultern sind weit und offen, also locker und unverkrampft, der Hals ist lang und entspannt, der Bauch flach und das Becken ganz ruhig. Richten Sie Ihre Aufmerksamkeit auf die Leistengegend: Ist sie angespannt? Dann strecken Sie die Beine aus, wobei Sie eine große Handtuchrolle unter Ihre Knie legen.

Seitliche Curl-Ups

Das »Seitliche Hochrollen« kräftigt die schrägen Bauchmuskeln und sorgt für eine schlanke Taille! Auch hier gilt: Achten Sie auf minimalen Kraftaufwand. Legen Sie einen Tennisball bereit.

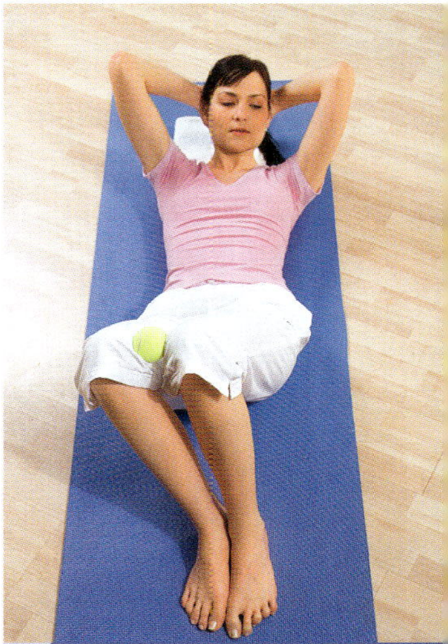

2 5-mal je Seite

- Nehmen Sie die Neutrale Position ein. Beide Hände sind hinter dem Kopf verschränkt, die Füße stehen nebeneinander, zwischen Ihren Knien klemmt der Tennisball.
- Stabilisieren Sie mit dem Ausatmen und führen Sie beide Knie zehn Zentimeter nach rechts. Achten Sie darauf, dass der Oberkörper nicht von den Knien mit zur Seite gezogen wird. Halten Sie Ihr Gewicht mittig, das Becken bewegt sich nicht.

2
- Stabilisieren Sie erneut Ihre Position. Führen Sie die Ellbogen leicht nach oben, das Kinn sinkt zum Brustbein, der Kopf hebt sich, Ihr Blick wandert zu den Knien.
- Die Schultern bleiben integriert und weit, das Kinn »schwebt« über dem Brustbein, der Bauch bleibt flach.
- Nur kurz halten und wieder zurückführen. Insgesamt fünfmal wiederholen, dann die Seite wechseln.

GU-ERFOLGSTIPP

Keine Lust auf Bauchübungen? Das haben Sie Ihrem Körper zu verdanken. Er tut alles, um uns möglichst unbeschadet durchs Leben zu bringen. Dabei geht er immer den für ihn einfachsten Weg. Ist Ihr Bauchmuskel schlapp, wird dem Gehirn gemeldet, Bauchmuskelübungen möglichst zu vermeiden. Doch Sie können Ihren Körper umstimmen, in dem Sie die Konzentration vom Bauch weg auf die Schultern verlagern. Visualisieren Sie also Ihre Schulterblätter als Dreiecke (was sie ja auch sind!) und begeben Sie sich in die Übungsposition. Wenn Ihr Schultergürtel während der Übungen abgehoben ist, seufzen Sie einmal tief, halten Sie den Blick auf Ihren Knien und bringen Sie die Ellbogen 2 bis 3 Zentimeter höher zur Decke. So können auch die unteren Schulterblattspitzen vom Boden abheben.

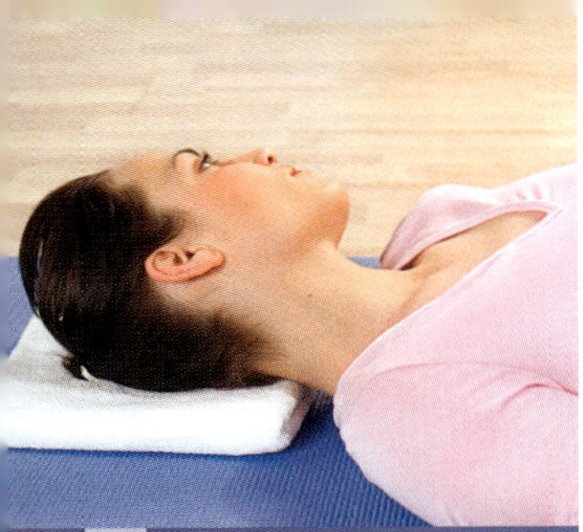
1

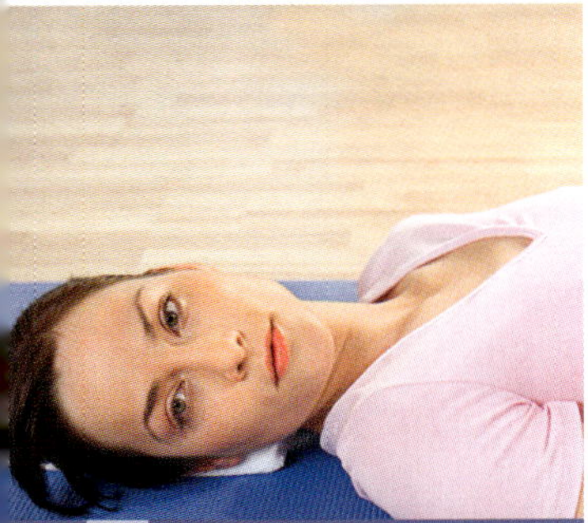
2

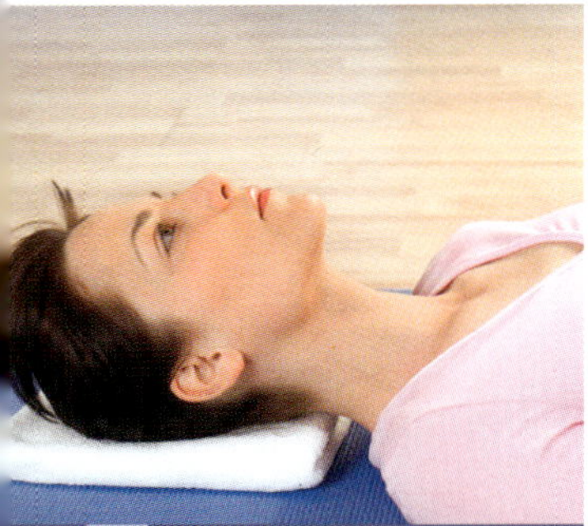
3

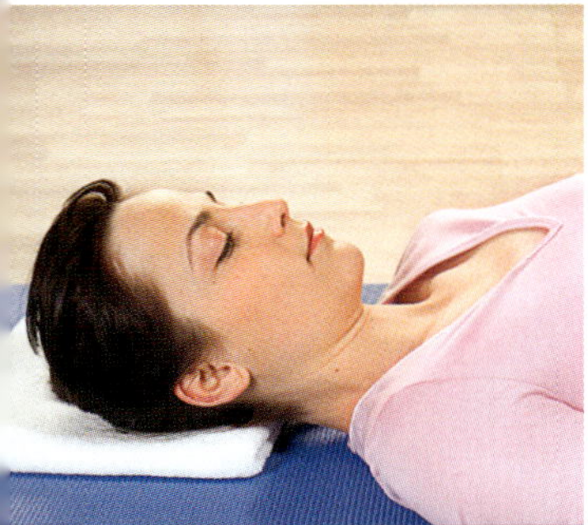
4 5- bis 10-mal

Stärkung für Nacken, Schultern und Rücken

Nasenkreise

Spannungen im Hals, die nach Bauchübungen auftreten, können Sie ziemlich schnell und auf Dauer durch »Nasenkreise« auflösen. Diese Übung spricht die tiefen Nackenflexoren an.

› Gehen Sie in Rückenlage, die Beine lang ausgestreckt. Wenn sich das angenehmer anfühlt, legen Sie sich ein zusammengefaltetes Handtuch unter den Kopf.

1 › Atmen Sie entspannt und rollen Sie den Kopf zunächst nach links.

2 › Anschließend rollen Sie ihn einmal nach rechts, um den Nacken zu lockern.

3 › Schließen Sie die Augen, wenn Sie möchten, und malen Sie nun mit der Nase Euro-Stück-große Kreise an die Decke.

4 › Durch die sanfte Kreisbewegung wird Ihr Nacken wieder weich und entspannt.

› Zwischendurch die Richtung wechseln.

Flexbandzug nach vorn

Der Flexbandzug kräftigt die Schultern, richtet den Rücken auf und stärkt das Powerhouse. Vor dieser Übung zur Schulterstabilisierung sollten Sie – je nachdem, was Sie benötigen – Ihrer vorderen oder hinteren Brustmuskulatur eine Dehnung gönnen (»Arme öffnen«, Seite 55, oder »Schultern fallen lassen«, Seite 57).

› Setzen Sie sich aufrecht auf einen Hocker. Stellen Sie die Beine hüftbreit geöffnet auf.

› Legen Sie sich Ihr Flexband von hinten um die Hüften, halten Sie es locker mit beiden Händen, sodass die Hände auf dem Oberschenkel ruhen und das Band ohne Spannung ist.

› Atmen Sie zur Vorbereitung in die unteren Rippen und ziehen Sie Ihre Schultern leicht zu den Ohren.

› Mit dem Ausatmen aktivieren Sie Ihr Powerhouse.

5 › Integrieren Sie die Schultern, indem Sie die Hände sanft nach unten schieben und das Band mit lang gestrecktem Arm so weit nach vorn führen, wie Sie die Schultern unten halten können.

Flexbandzug nach hinten

› Setzen Sie sich wieder aufrecht auf den Hocker. Die Beine sind hüftbreit aufgestellt, Ober- und Unterschenkel bilden einen rechten Winkel.

› Legen Sie das Flexband um Ihre Knie und halten Sie es mit wenig Spannung seitlich an der Mitte der Oberschenkel.

› Atmen Sie zur Vorbereitung in die unteren Rippen und lassen Sie Ihre Schultern dabei leicht zu den Ohren fließen.

6 › Mit dem Ausatmen schieben Sie Ihre Hände lang nach unten heraus und mit gestreckten Armen sanft nach hinten.

WICHTIG
Arbeiten Sie mit dem Powerhouse, nicht mit Schwung – sonst verfehlt die Übung Ihren Zweck.

5 5-mal

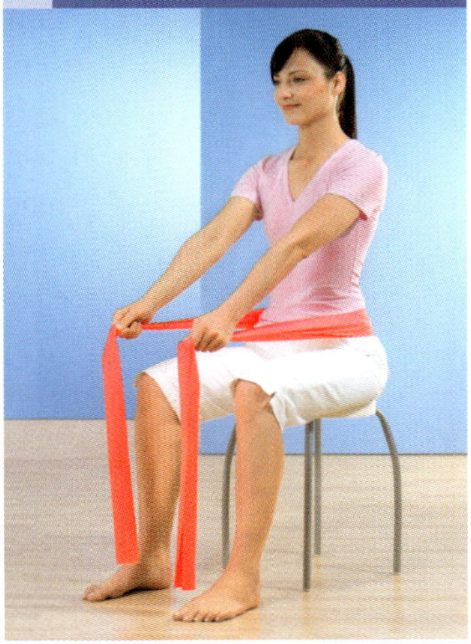

6 5-mal

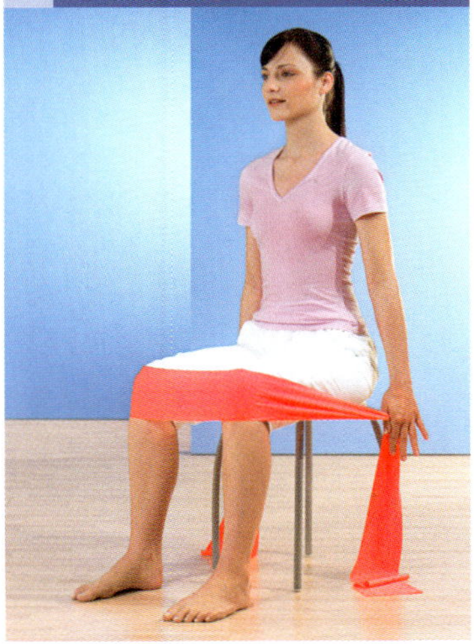

Nackenstrecken

Das »Nackenstrecken« ist besonders wichtig, um die Rücken- und Schulterstabilisatoren zu kräftigen. Trainieren Sie sie regelmäßig vor den anderen Rückenübungen und immer nur mit geringem Kraftaufwand! Genießen Sie die Entspannung für Ihren Nacken.

WICHTIG

Achten Sie bei dieser Übung auf Ihren Po. Er darf die Rückenmuskeln nicht unterstützen! Haben Sie auch ein Augenmerk auf Ihre Ellbogen. Sie liegen zwar auf, sollten jedoch keinerlei Gewicht tragen.

› Begeben Sie sich in die Bauchlage. Die Hände liegen übereinander und die Stirn ruht auf den Händen.

› Atmen Sie zur Vorbereitung in die unteren Rippen. Mit dem Ausatmen aktivieren Sie Ihr Powerhouse.

1 › Lassen Sie die Schultern nach hinten-unten gleiten. Dadurch streckt sich der Nacken und der Kopf hebt wenige Zentimeter von den Händen ab.

› Ihr Blick ruht auf den Händen, der Nacken ist lang, die Schultern sind entspannt. Der Po bleibt locker, die Ellbogen unbelastet.

› Einen entspannten Atemzug lang halten und wieder auflösen.

1 6- bis 7-mal

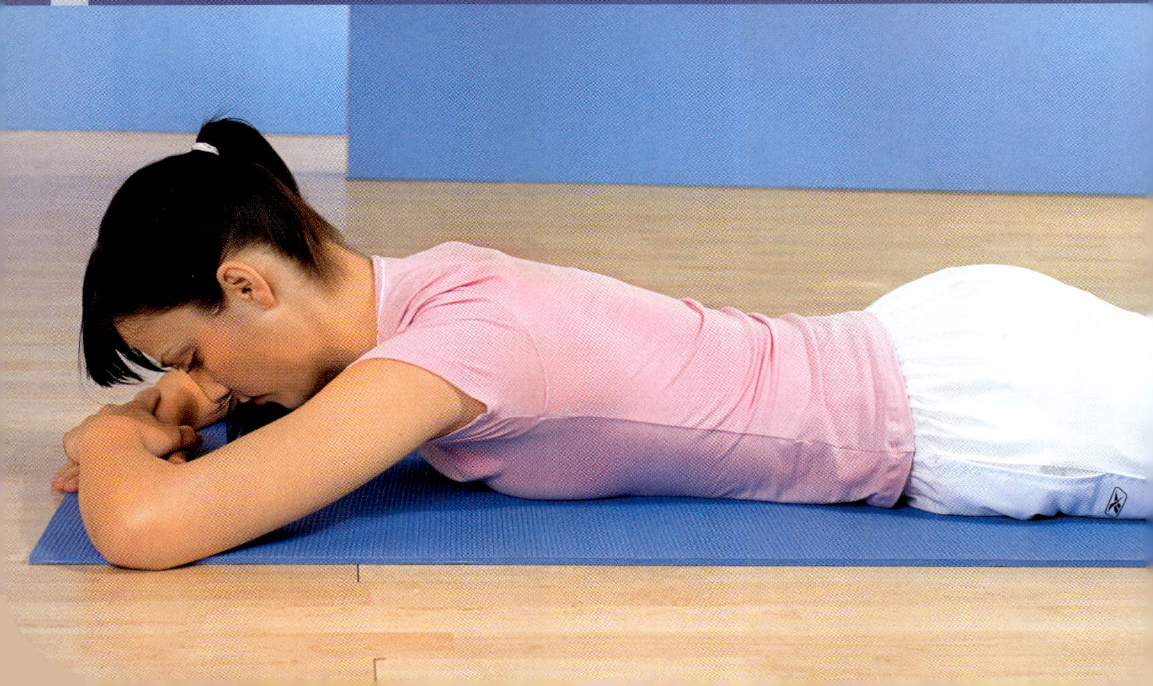

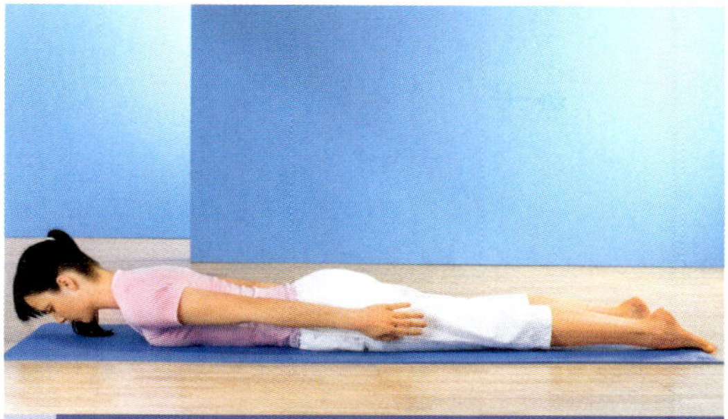

2 3-mal

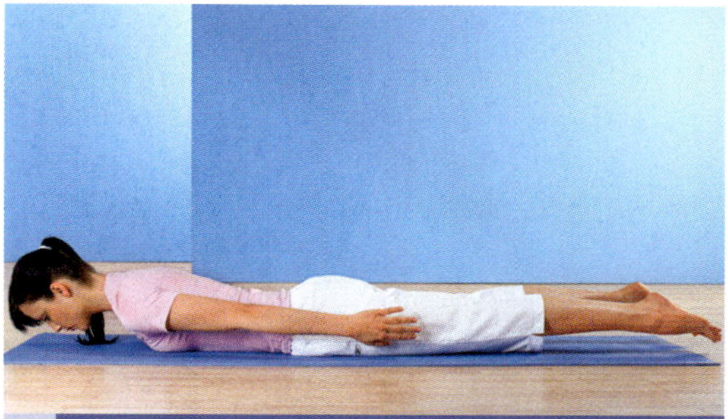

3 3-mal

Der Pfeil

Diese Übung kräftigt den ganzen Körper, aber insbesondere die Rückenmuskulatur. Der Pfeil ist außerdem eine hervorragende Möglichkeit, um die tief liegende Muskulatur zu aktivieren und zu kräftigen sowie oberflächliche Muskeln gezielt loszulassen und zu lockern. Das Herausfordernde an dieser Übung liegt darin, zunächst Po und Beinmuskulatur zu aktivieren.

› Gehen Sie in Bauchlage. Die Arme liegen lang nach unten ausgestreckt neben Ihnen. Um Ihre Nase vor Druck zu schützen, können Sie sich ein Handtuch unter die Stirn legen.

› Atmen Sie zur Vorbereitung in die unteren Rippen und stabilisieren Sie mit dem Ausatmen.

› Dann lösen sich die Schultern vom Boden und gleiten in Richtung Füße.

2 › Die Arme heben ab, die Handflächen zeigen zum Oberschenkel. Der Nacken streckt sich und der Kopf entfernt sich ebenfalls vom Boden. Po und Beine bleiben entspannt.

› Kurz halten und wieder ablegen.

3 › Stabilisieren Sie erneut und schieben Sie diesmal die Beine mit gestreckten Füßen lang heraus, bis sie leicht abheben, sodass Sie von Kopf bis Fuß lang gestreckt sind. Der Po macht mit!

TIPP

Heben Sie wirklich Ihre Schultern vom Boden hoch und nicht nur den Kopf. Versuchen Sie zudem, den ersten Teil der Übung mit ganz lockerem Po zu absolvieren! Umso mehr wird der Rücken gefordert!

Stabiles Becken, straffe Schenkel

Kissendrücken

TIPP
Das »Kissendrücken« ist eine exzellente Übung, falls Sie unter starken Regelbeschwerden leiden. Sie hilft Spannungen und Krämpfe im Unterbauch zu lösen.

Das »Kissendrücken« ist eine äußerst effektive Übung für Personen mit Beckenbodenschwäche oder einer schwachen Bauchmuskulatur. Sie stimuliert den Beckenboden, die tief liegenden Rumpfstabilisatoren sowie die Adduktoren. Sie entspannt zudem das Kreuzbein-Darmbein-Gelenk und die Leistenregion. Üben Sie mit minimalem Kraftaufwand.

› Neutrale Position einnehmen. Ihre Hände ruhen an den Leisten. Ihr Kopf liegt auf einem zusammengefalteten Handtuch, zwischen den Knien steckt eine Handtuchrolle.

1 › Atmen Sie zur Vorbereitung ein. Mit dem Ausatmen ziehen Sie den Beckenboden hoch, lassen den Bauchnabel in Richtung Wirbelsäule sinken und drücken die Handtuchrolle sanft zusammen. Der Hüftbeuger bleibt dabei weich und Ihr Schultergürtel ganz entspannt, der Nacken locker. Das Becken darf nicht rollen, der Po sollte nicht mitarbeiten.

› Zählen Sie langsam von fünf rückwärts und lösen Sie dann die Position wieder auf.

1 5-mal

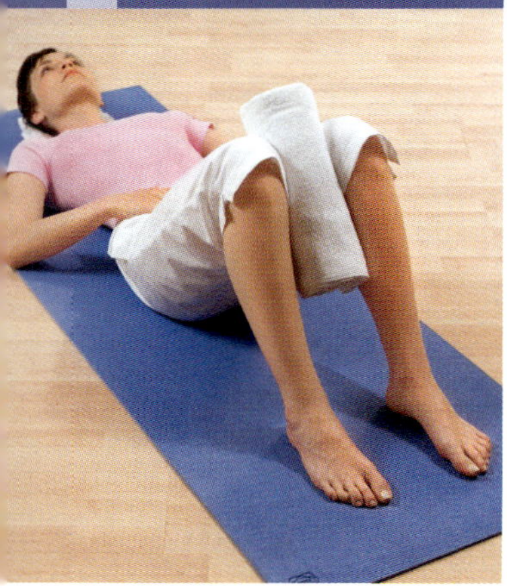

2 10-mal je Seite

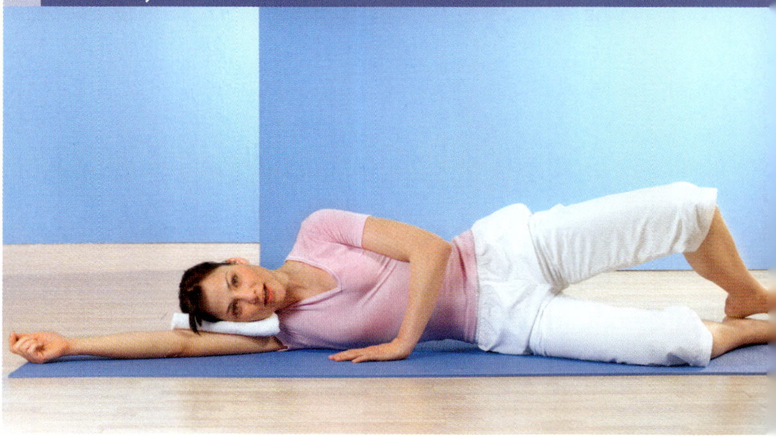

Auster

Die »Auster« ist ein wunderbarer Po-Heber und lindert häufig Ischiasbeschwerden! Führen Sie das »Kissendrücken« und die »Auster« immer zusammen aus.

› Gehen Sie in Seitenlage. Den unteren Arm strecken Sie nach oben aus, zwischen Kopf und Arm legen Sie ein kleines gefaltetes Handtuch.

› Die Knie sind gebeugt, die Füße in einer Linie mit der Wirbelsäule. Der obere Arm ist vor Ihnen aufgestützt, die Schultern sind integriert. Ihre untere Taille ist leicht angehoben, das heißt, Sie können Ihre obere Hand zur Kontrolle flach zwischen Boden und Taille schieben.

2 › Atmen Sie zur Vorbereitung ein, mit dem Ausatmen aktivieren Sie Ihr Powerhouse und öffnen das obere Knie zur Decke.

› Den Rumpf stabil halten und kurz in der Position bleiben, dann wieder auflösen.

Dehnung von Po, Taille, Nacken

Dehnung Gesäßmuskulatur

Diese Übung verschafft Ihnen bei Ischiasbeschwerden Erleichterung oder wenn die Kniescheiben zueinandergerichtet sind. Sie mobilisiert das Kreuzbein-Darmbein-Gelenk und die Hüftgelenke.

› Setzen Sie sich aufrecht auf einen Hocker, die Beine stehen hüftbreit auseinander.

› Legen Sie Ihren linken Unterschenkel auf das rechte Knie.

3 › Stabilisieren Sie mit dem Ausatmen und lehnen Sie sich mit geradem Oberkörper so weit nach vorn, bis Sie eine leichte Dehnung im Gesäß spüren.

› Zählen Sie langsam von 15 rückwärts, lösen Sie die Spannung und wiederholen Sie die Übung.

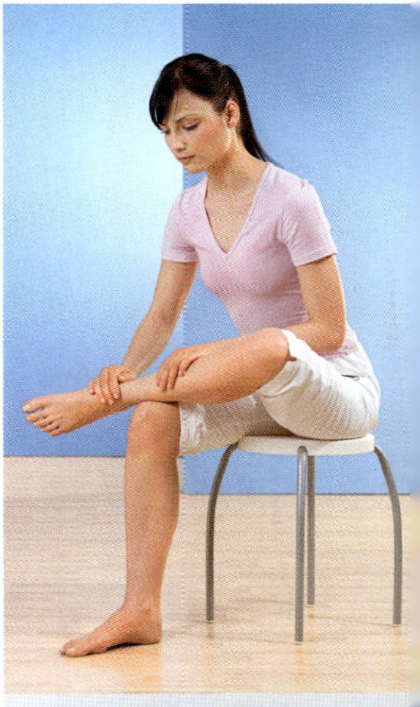

3 2-mal je Seite

Dehnung Taille

Diese Übung strafft die Taille und verschafft Linderung bei Beschwerden im Lendenbereich.

- Setzen Sie sich aufrecht auf einen Hocker. Ihre Beine sind geöffnet, Ihre Knie beschreiben einen rechten Winkel.

1
- Lehnen Sie sich mit geradem Oberkörper nach links und stützen Sie den linken Ellbogen aufs linke Knie.
- Heben Sie mit aktivem Powerhouse Ihren rechten Arm und führen Sie ihn in eine sanfte Diagonale zur Decke.
- Halten Sie die Stabilisierung, atmen Sie entspannt weiter, zählen Sie von zehn rückwärts und lösen Sie die Position dann auf.
- Verstärken Sie die Dehnung beim zweiten Mal ganz sanft.

1 **2-mal je Seite**

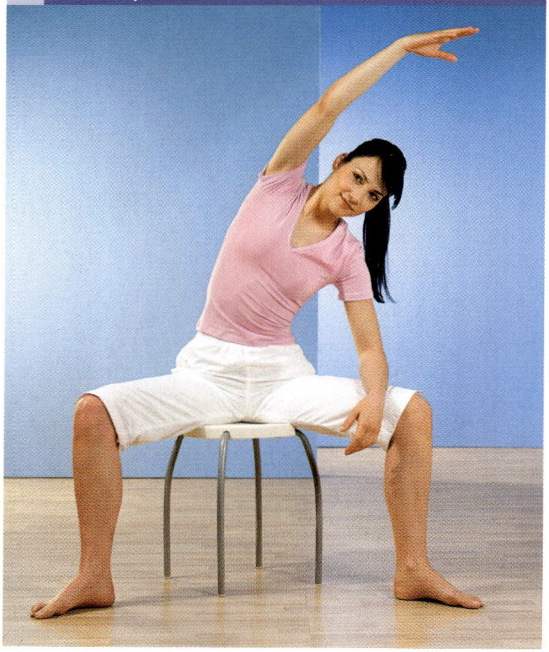

2 **1-mal je Seite**

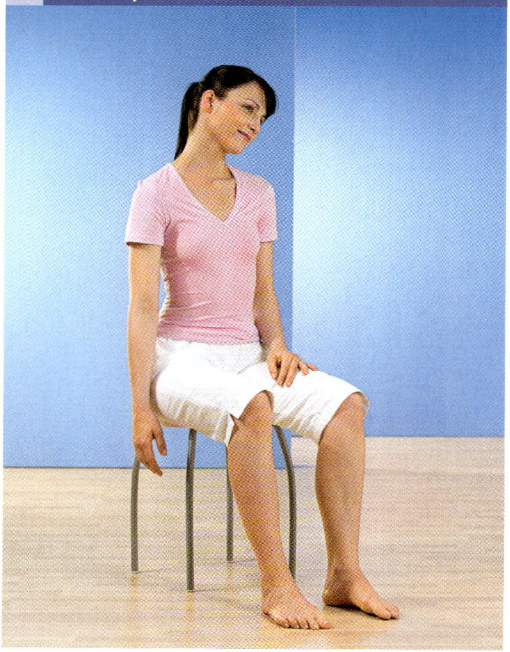

Dehnung Nacken

Eine wunderbare Übung gegen einen verspannten Nacken!

› Setzen Sie sich aufrecht auf einen Hocker. Die Arme hängen entspannt an den Seiten herunter.

› Lassen Sie Ihren Kopf sanft in Richtung linke Schulter sinken, während Sie weiter nach vorn schauen.

2 › Aktivieren Sie Ihr Powerhouse und lassen Sie die rechte Hand zum Boden fließen.

› Zählen Sie von 15 langsam rückwärts und lösen Sie die Position dann wieder auf.

Cool-down

Das Rad

Das »Rad« hilft Ihnen, ein Gefühl für die Beweglichkeit Ihres Rückgrats zu bekommen, wenn es Wirbel für Wirbel herunterrollt.

3 › Sie stehen aufrecht an eine Wand gelehnt, Ihre Füße eine halbe Schrittlänge von der Wand entfernt, die Knie sind leicht gebeugt, das Becken ist neutral (schieben Sie zur Kontrolle auf Taillenhöhe eine Hand zwischen Ihren Rücken und die Wand). Die Schultern liegen entspannt an der Wand an, der Kopf berührt sie jedoch nicht. Die Arme hängen möglichst locker an den Seiten herunter.

› Atmen Sie zur Vorbereitung ruhig in die unteren Rippen. Mit dem Ausatmen aktivieren Sie den Beckenboden und ziehen den Bauchnabel sanft in Richtung Wirbelsäule.

4 › Bringen Sie das Kinn zum Brustbein und rollen Sie Wirbel für Wirbel nach unten, bis die Hände den Boden berühren.

› Atmen Sie wieder ein, aktivieren Sie mit dem Ausatmen erneut Ihr Powerhouse und rollen Sie wieder hoch, bis Ihre Schultern – nicht der Kopf – die Wand berühren.

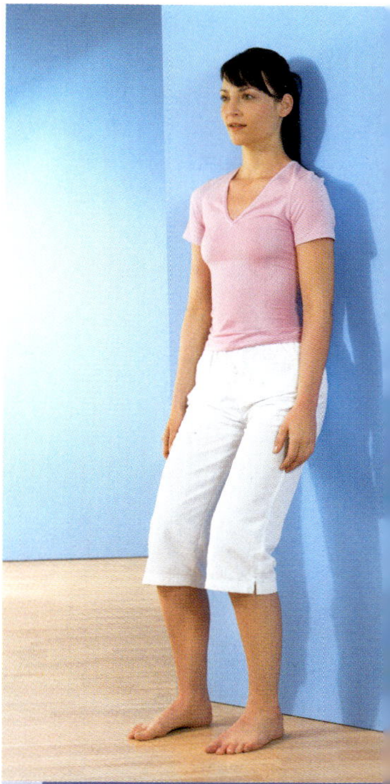

3

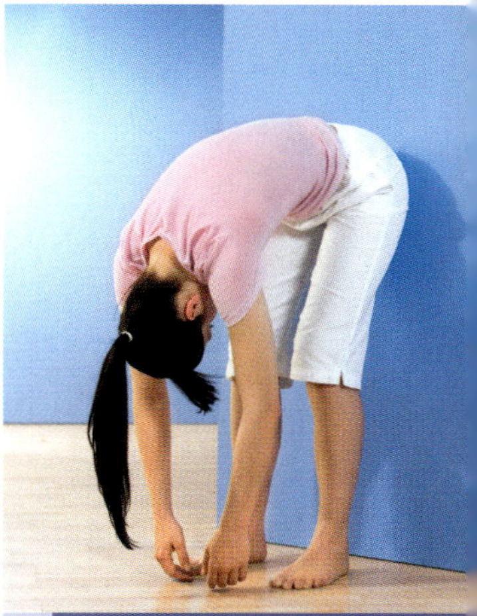

4 4-mal

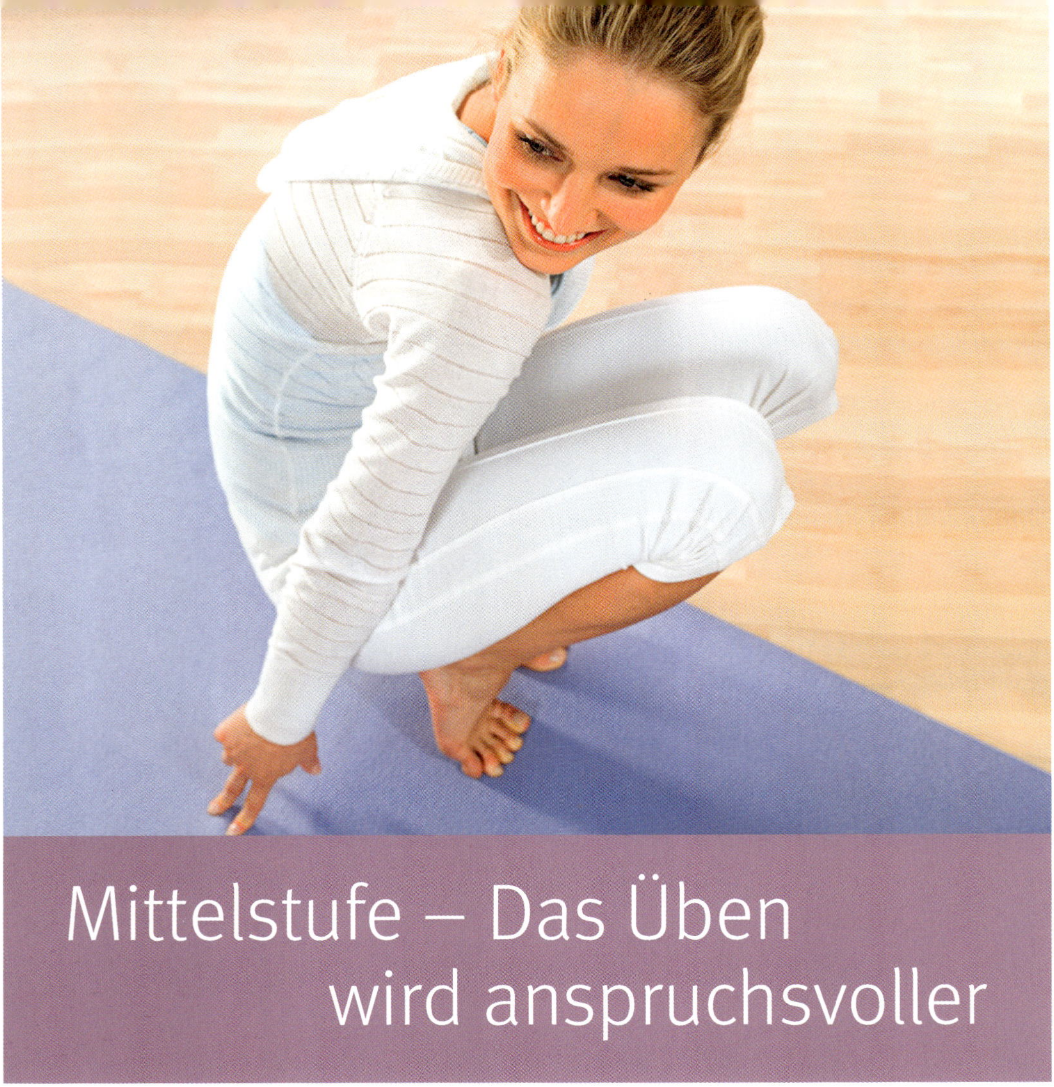

Mittelstufe – Das Üben wird anspruchsvoller

Inzwischen haben Sie ein Gespür dafür entwickelt, wie sich Ihr Körper während des Übens verhält. Ihr Körperbewusstsein hat sich bereits gesteigert und Sie haben durch die Konzentration auf den Bewegungsablauf gelernt, sich auch auf mentaler Ebene ein bisschen zu entspannen.

Die folgenden Übungen basieren auf denen des Einsteigerkapitels, verbinden diese miteinander und vertiefen sie. Haben Sie bisher beispielsweise einzeln gelernt, Ihren Beckenboden anzuspannen, in den seitlichen Brustkorb zu atmen und Ihr Powerhouse zu aktivieren, werden Sie von nun an diese drei Übungen immer mehr zu einer Einheit verschmelzen lassen. Das kräftige Powerhouse ist dann Basis für anspruchsvolle Bauchübungen, schützt Sie während der Rückenübungen und ermöglicht gezielte Kräftigung für das Becken sowie Rollbewegungen der Wirbelsäule. Etliche Bewegungen bereiten Sie schon auf die Original-Pilates-Übungen im folgenden Kapitel vor.

GU-ERFOLGSTIPP

Wenn Sie merken, dass Sie beim Trainieren oft den Atem anhalten, können Sie das umgehen, indem Sie immer mal wieder tief seufzen, gerne auch laut. Dadurch können Ihre Lungen alle Atemluft entweichen lassen. Sie werden spüren, wie Ihre Muskeln besser arbeiten, die Dehnungen effektiver werden und Sie die Übungen genauer ausführen können.

Warm-up

Kreidekreise

Diese Übung stabilisiert Ihr Becken und entspannt und mobilisiert die Wirbelsäule. Zudem wird die vordere Brustmuskulatur gedehnt.

1 › Gehen Sie in die Seitenlage. Unter Ihrem Kopf liegt eine große Handtuchrolle. Die Arme sind nach vorn ausgestreckt (siehe auch »Arme öffnen«, Seite 55). Die Beine sind so gebeugt, dass sie sowohl im Hüft- als auch im Kniegelenk einen rechten Winkel bilden.

› Aktivieren Sie zur Vorbereitung Ihr Powerhouse.

2 › Lassen Sie dann die obere Hand über die untere lang nach vorn gleiten und um Ihren gesamten Oberkörper einen großen Kreis zeichnen. Halten Sie dabei mit den Fingern so lange wie möglich Bodenkontakt.

› Atmen Sie während der Übung entspannt weiter. Halten Sie die Knie fest aufeinander und die Arme lang gestreckt!

1

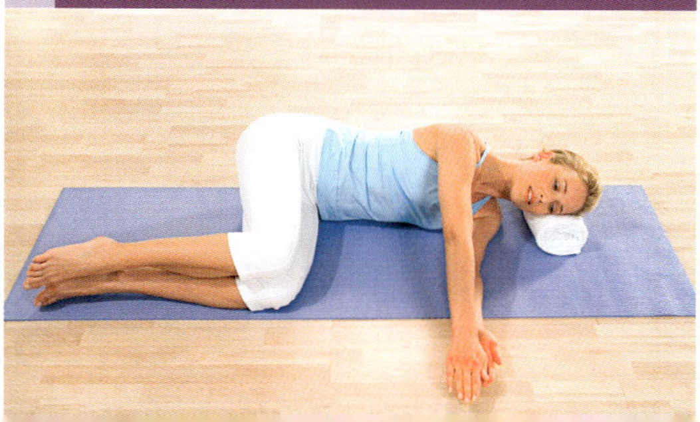

2 2-mal je Seite

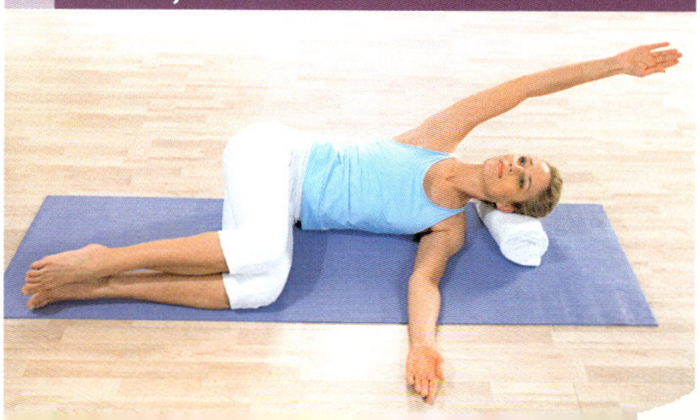

Roll-Downs

Das »Herunterrollen« ist eine lohnende Herausforderung für Menschen mit starkem Hohlkreuz! Sie profitieren von der Mobilisierung der Wirbelsäule und einer effektiven Dehnung der Rückenstrecker. Außerdem wird die Bauchmuskulatur ein wenig gestärkt.

WICHTIG
Halten Sie die Wirbelsäule während der ganzen Übung rund. Führen Sie beim Hochrollen erst das Brustbein (nicht den Kopf!) nach vorne. Die Schultern sind fest mit dem Brustkorb verbunden, bleiben entspannt und locker!

› Sie sitzen aufrecht mit aufgestellten Beinen. Ihre Hände greifen in die Kniekehlen, die Ellbogen zeigen nach außen, die Schultern sind integriert.

› Atmen Sie zur Vorbereitung ein und stabilisieren Sie mit dem Ausatmen.

1 › Rollen Sie über das Steißbein hinunter auf die Lendenwirbel oder bis zu dem Punkt, an dem Sie das Gefühl haben, Ihre Position gerade noch halten zu können. Ziehen Sie Ihre Füße dabei am Boden entlang leicht zu sich heran.

2 › Ziehen Sie den Bauch erneut flach, lösen Sie Ihre Hände von den Kniekehlen und rollen Sie zwei Zentimeter weiter nach unten.

› Rollen Sie dann mit ebenso rundem Rücken wieder zur Ausgangsposition zurück. Das Brustbein führt.

1

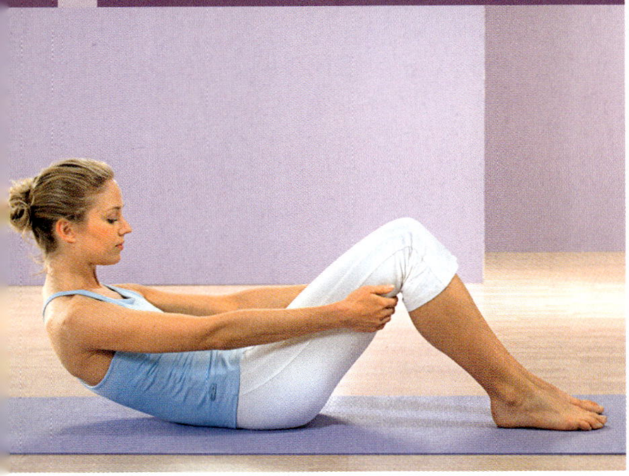

2 4-mal

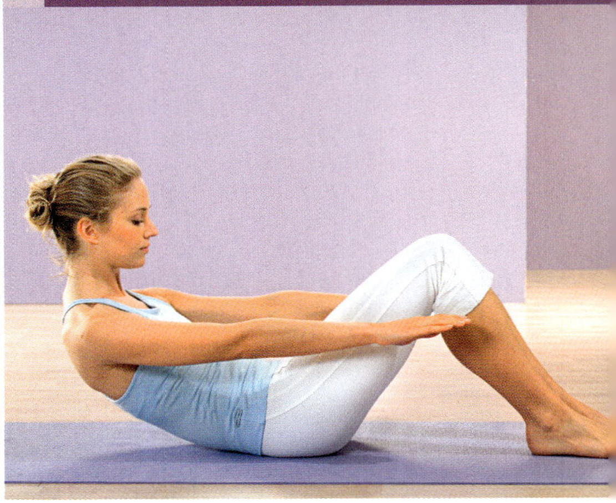

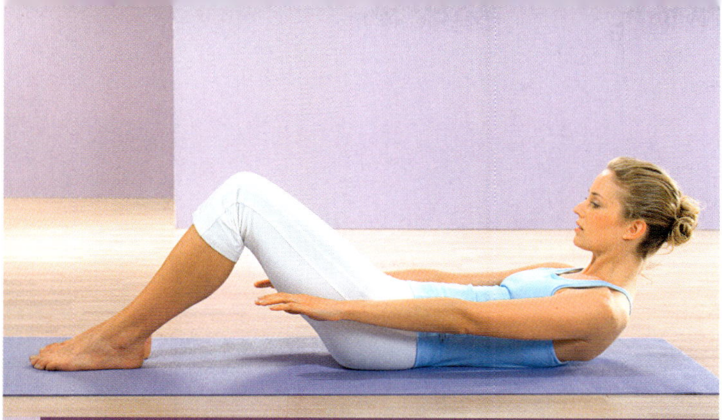

3 4 Sätze

Noch mehr Kraft für den Bauch

The Hundreds I

Das Besondere an der »Hundert« ist die Pumpbewegung für die Arme. Beim Original wird sie hundert Mal ausgeführt, daher der Name. »The Hundreds« wird über mehrere Atemzüge gehalten und stärkt so die Muskelkraft sowie die Kondition Ihrer Stabilisatoren.

- Neutrale Position einnehmen. Die Arme ruhen seitlich neben Ihrem Körper.
- Aktivieren Sie mit dem Ausatmen Ihr Powerhouse.
- 3 Dann geht das Kinn zum Brustbein, der Kopf kommt hoch, Ihre Arme strecken sich lang in Richtung Füße und heben sich.
- Halten Sie das Powerhouse, atmen Sie entspannt weiter und pumpen Sie mit Druck mit den lang gestreckten Armen zum Boden, ganz so als wollten Sie die Luft nach unten wegdrücken.
- Fünfmal pumpen auf dem Einatmen, fünfmal auf dem Ausatmen.

VARIANTE: **The Hundreds II**

- Aktivieren Sie Ihr Powerhouse – ohne Beckenbewegung! – und heben Sie nacheinander beide Beine vom Boden, die Knie sind im rechten Winkel gebeugt.
- Führen Sie dann die Übung samt Pumpbewegungen so aus, wie Sie sie aus der Version I kennen. Lassen Sie zusätzlich die Lendenwirbelsäule mit dem Boden verschmelzen.

TIPP

Halten Sie den Bauch flach! Pumpen Sie aus dem Oberarm, lassen Sie die Arme lang und halten Sie maximalen Abstand zwischen Schultern und Ohren.

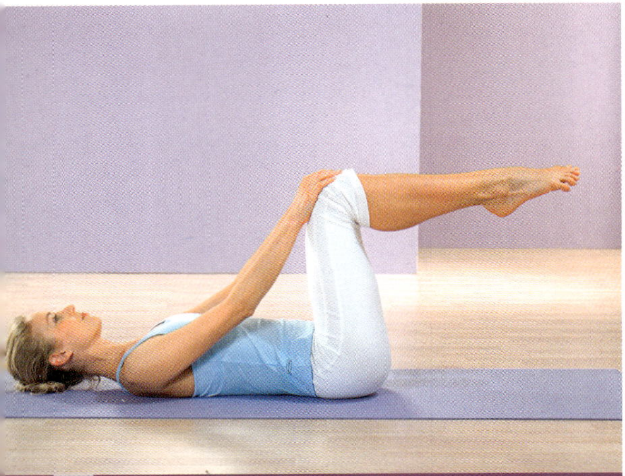

1

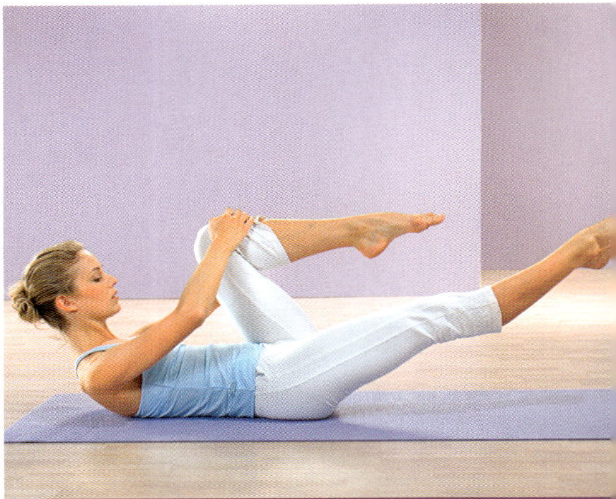

2 4-mal je Seite

GU-ERFOLGSTIPP

Versuchen Sie auch manchmal, sich Bauchübungen zu erleichtern, indem Sie den Atem anhalten? Dann lassen Sie gezielt den Atem kommen und gehen. Klappt das, kann Ihnen das Ausatmen auch helfen, Ihre Muskeln noch mehr zu stärken. Zählen Sie während des Ausatmens bis drei; Verteilen Sie Atem und Bewegung auf diese Zeitspanne. So benutzen Sie wirklich Ihre Muskeln statt den bloßen Aufwärtsschwung der Bewegung!

Single Leg Stretch I

Die Originalform von »Ein Bein dehnen« stellt eine große Herausforderung an Ihre Koordinationsfähigkeit dar. Deshalb arbeiten wir uns langsam vor. Diese Übung kräftigt das Powerhouse, insbesondere die schrägen Bauchmuskeln, strafft Ihre Körpermitte und die Schenkel.

1 › Nehmen Sie die Neutrale Position ein. Die Beine sind abgehoben, die Knie im rechten Winkel gebeugt, Füße und Knie hüftbreit. Die Hände liegen auf den Knien.

› Mit dem Ausatmen aktivieren Sie Ihr Powerhouse und führen das Kinn zum Brustbein; der Kopf hebt sich.

2 › Die Lendenwirbelsäule nähert sich sanft dem Boden und Sie strecken das rechte Bein in eine leichte Diagonale lang aus, während nun beide Hände auf dem linken Knie ruhen.

› Beugen Sie das rechte Bein mit dem Einatmen wieder.

› Stabilisieren Sie mit dem Ausatmen erneut und strecken Sie das linke Bein lang in die Diagonale aus. Beide Hände ruhen auf dem rechten Knie. Der Bauch bleibt flach, der Schultergürtel weit und der Hals lang. Ihr Blick ruht auf Ihrer Schambeinfuge.

› Ziehen Sie mit stabilem Powerhouse das Bein zurück, atmen Sie ruhig ein und strecken Sie mit dem Ausatmen wieder das rechte Bein in die Diagonale lang aus.

Double Leg Stretch I

»Beide Beine dehnen« verlangt die totale Kontrolle des Powerhouse, verstärkt aber noch seine Kraft und die der Schulterstabilisatoren. Die Übung strafft auch Bauch und Beine.

3
- Nehmen Sie die Neutrale Position ein. Die Arme ruhen seitlich vom Körper, Ihre Beine sind angehoben, die Knie im rechten Winkel gebeugt.
- Aktivieren Sie mit dem Ausatmen Ihr Powerhouse und führen Sie das Kinn zum Brustbein, der Kopf hebt sich.
- Schieben Sie die Hände weit nach unten und strecken Sie die Arme parallel zum Boden lang in der Luft aus, die Beine strecken Sie gerade nach oben.

4
- Ihre Lendenwirbelsäule verschmilzt mit dem Boden, Ihr Blick ruht auf der Schambeinfuge. Der Bauch ist flach.
- Diese Position zwei bis drei Sekunden halten und dann wieder auflösen.

WICHTIG

Integrieren Sie die Schulterblätter, ziehen Sie die Arme weit, weit nach unten. Achten Sie gleichzeitig darauf, dass Ihre Brustpartie weit und offen ist. Halten Sie Ihr Powerhouse stabil; die Lendenwirbelsäule bleibt sanft mit dem Boden verbunden.

3

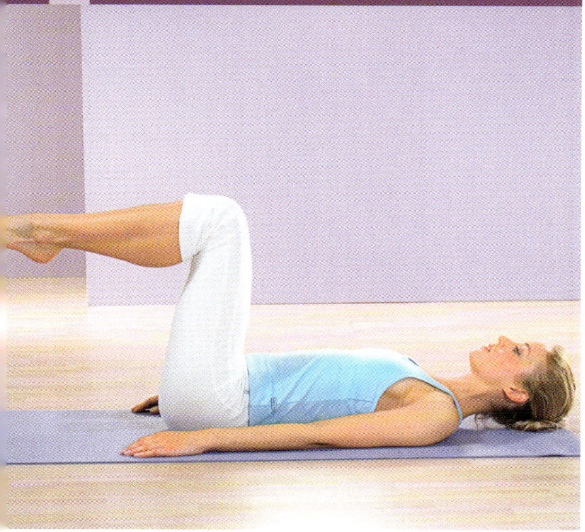

4 4-mal

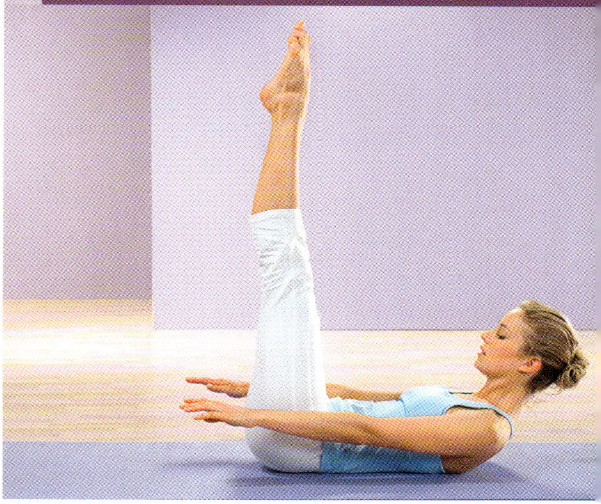

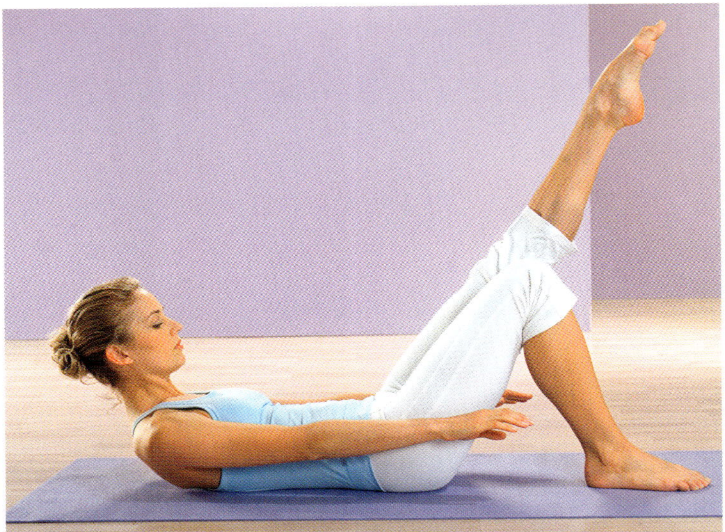

1 3-mal je Seite

Teaser – Vorbereitung

Die »Harte Nuss« ist eine typische Pilates-Übung und zeigt, wie akrobatisch Pilates in seinem Ursprung ist. Die Übung kräftigt Schultern und Becken sowie das Powerhouse, insbesondere die schrägen Bauchmuskeln, und strafft Beine, Arme und Körpermitte.

WICHTIG

Achten Sie auf maximalen Abstand zwischen Schultern und Ohren. Das Becken bleibt ruhig, die Neutrale Position stabil.

› Neutrale Position einnehmen. Die Beine sind aufgestellt. Die Arme liegen entspannt seitlich neben dem Körper.

› Atmen Sie zur Vorbereitung in die unteren Rippen und aktivieren Sie mit dem Ausatmen Beckenboden und Bauch.

› Dann führen Sie das Kinn zum Brustbein, der Kopf hebt sich. Die Arme gleiten lang nach unten heraus. Die Brustwirbelsäule rundet sich, die Lendenwirbelsäule verschmilzt dadurch sanft mit dem Boden.

1 › Strecken Sie die Arme parallel zum Boden aus und führen Sie das linke Bein in die Diagonale. Ihr Blick geht zum linken Knie, der Bauch bleibt flach. Position kurz halten.

Open Leg Rocker – Vorbereitung

Das »Rollen mit geöffneten Beinen« eignet sich nicht für Sie, wenn Sie gravierende Probleme mit der Halswirbelsäule haben, und ist schwierig mit verkürzten hinteren Oberschenkelmuskeln. Deshalb: diese erst gut dehnen (Seite 60)! Die Übung kräftigt Ihren Körper ganz in der Tiefe und stärkt die Körperbalance.

› Setzen Sie sich aufrecht hin. Die Füße sind aufgestellt, Ihre Hände umfassen von außen die Waden.

2 › Aktivieren Sie Ihr Powerhouse, dann lassen Sie den Bauchnabel weit nach hinten sinken, bis die Lendenwirbelsäule sich rundet, sich Ihr Gewicht leicht nach hinten verlagert und Sie die Füße abheben können.

› Stabilisieren Sie erneut, integrieren Sie Ihre Schulterblätter, Ihr Hals zieht sich ganz lang.

› Strecken Sie nun ruhig und präzise Ihr rechtes Bein gerade nach oben aus.

3 › Halten Sie das Bein kurz und strecken Sie dann auch das linke Bein aus.

› Zwei bis drei Sekunden halten und wieder auflösen.

TIPP

Halten Sie den Bauch flach! Lassen Sie die Schultern auf dem Brustkorb ruhen! Wenn Sie zu sehr wackeln, halten Sie Ihre Beine etwas näher bei den Knien fest!

2

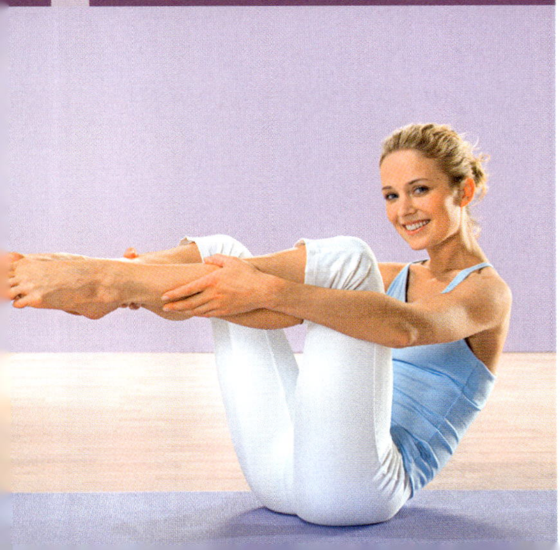

3 2-mal

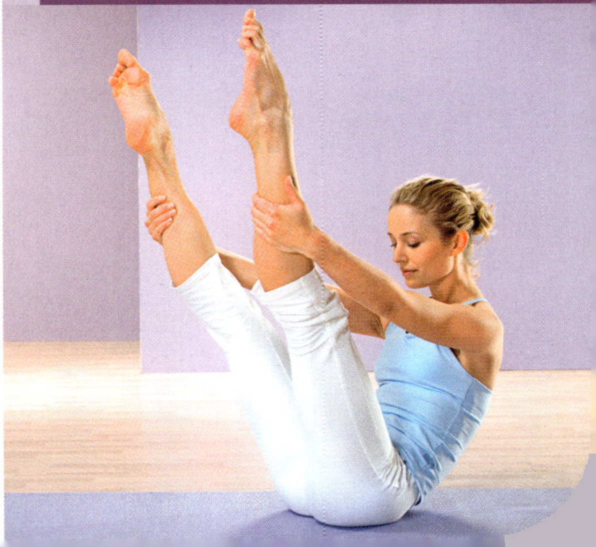

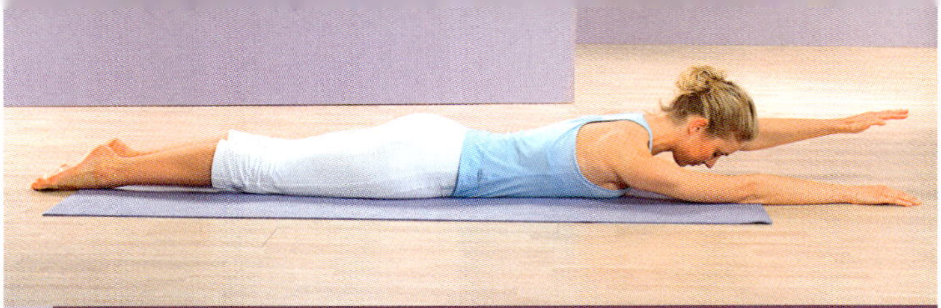

1 3-mal je Seite

Der Rücken – stark und beweglich

WICHTIG
Lassen Sie Gesäß und Beine entspannt. Achten Sie darauf, die Schultern so weit wie möglich herunterzuziehen. Ihr Blick bleibt zum Boden gerichtet.

Der Stern I

Der »Stern« stärkt Ihre Körperwahrnehmung, erhöht die Koordinationsfähigkeit, stabilisiert die Schultern und kräftigt das Gesäß.

- Gehen Sie in die Bauchlage. Arme und Beine sind lang nach vorn und hinten ausgestreckt.
- Schieben Sie anschließend mit dem Einatmen Ihre Hände lang nach vorn heraus.
- Mit dem Ausatmen stabilisieren Sie und ziehen die Schultern zurück; lassen Sie sie in Richtung Füße gleiten.
- Geben Sie dann einen leichten Druck auf beide Hände, Ihr Nacken streckt sich und der Kopf hebt sich.

1
- Verlagern Sie das Gewicht auf die rechte Hand und heben Sie den linken Arm so weit vom Boden ab, wie es möglich ist, ohne dass der Po mitarbeitet.
- Ein bis zwei Sekunden halten und wieder auflösen.

2 3-mal je Seite

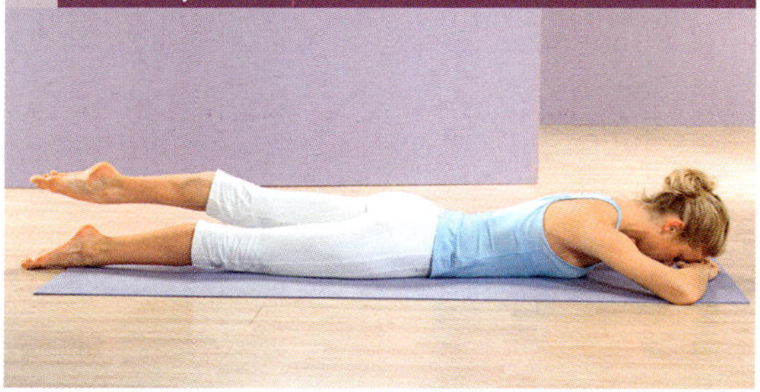

3 3-mal je Seite

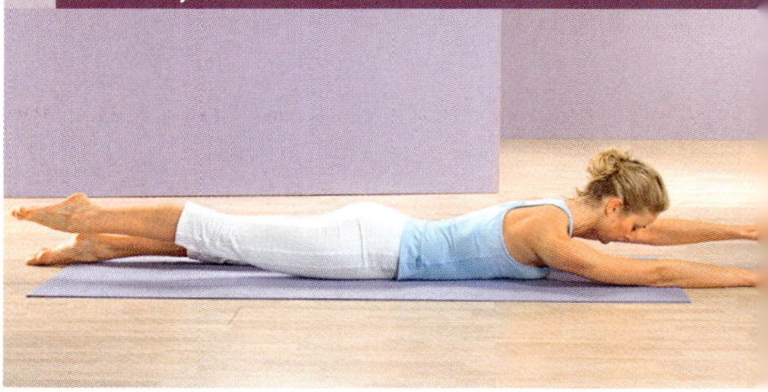

VARIANTE: Der Stern II

- Legen Sie nun Ihre Hände übereinander und die Stirn auf die Hände.
- Aktivieren Sie Ihr Powerhouse mit dem Ausatmen, integrieren Sie Ihre Schultern, die locker und entspannt bleiben.
- Geben Sie dann einen leichten Druck auf den rechten Fuß, sodass sich Ihr Bein streckt. Heben Sie anschließend Ihr linkes Bein um wenige Zentimeter an. 2
- Kurz halten und dann wieder ablegen. Das Becken bleibt stabil auf dem Boden liegen.

VARIANTE: Der Stern III

Üben Sie diese Variante erst, wenn Sie die ersten beiden Versionen wirklich beherrschen! Beachten Sie auch hier die Ausrichtung von Becken und Schultern wie oben beschrieben.

- Sie bleiben in der Bauchlage und strecken die Arme wieder nach vorn aus. Mit dem Einatmen schieben Sie auch die Hände lang nach vorn.
- Aktivieren Sie mit dem Ausatmen Ihr Powerhouse, ziehen Sie bewusst die Schultern zurück, die Ellbogen bleiben gestreckt.
- Geben Sie Gewicht auf die rechte Hand und den linken Fuß und heben Sie die linke Hand und das rechte Bein zusammen mit dem Kopf an. 3

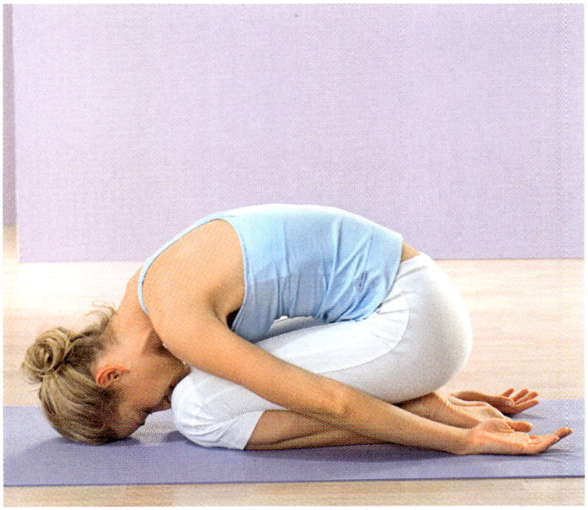

TIPP: Den Rücken entspannen

Rückenübungen sollten immer mit einer Rundung des Rückens beendet werden, dem so genannten »Päckchen«! Gehen Sie dazu über die Unterarme, auf denen Sie sich abstützen, in den Fersensitz und lassen Sie den Oberkörper für ein paar entspannte Atemzüge auf Ihren Oberschenkeln ruhen. Rollen Sie dann von der Lendenwirbelsäule aus wieder hoch. Fällt Ihnen diese Position schwer, dehnen Sie bitte die Rückenstrecker (Seite 63).

Small Arches

Die »Kleinen Bögen« mobilisieren die Wirbelsäule und kräftigen den Rückenstrecker und die Schulterstabilisatoren. Wenn Sie Probleme mit der Lendenwirbelsäule haben, führen Sie die Übung sehr sanft aus und heben Sie Kopf und Oberkörper nur wenige Zentimeter. Die »Small Arches« sind eine Herausforderung für Menschen mit starkem Rundrücken!

WICHTIG

Tauchen Schmerzen im unteren Rücken auf, legen Sie sich wieder hin und heben Sie Kopf und Oberkörper nur wenige Zentimeter ab, später vielleicht ein paar Zentimeter mehr. Schließen Sie diese Übung immer mit einem »Päckchen« (Seite 83) ab!

› Gehen Sie in die Bauchlage. Die Stirn liegt auf einem Handtuch, die Hände sind direkt neben Ihren Schultern aufgestellt, die Ellbogen dicht an den Brustkorb gezogen.

1 › Aktivieren Sie mit dem Ausatmen Ihr Powerhouse.

› Heben Sie den Kopf mit langem Nacken an und spüren Sie, wie sich Ihre Schulterblätter über den oberen Rücken Richtung Po bewegen.

› Geben Sie einen leichten Druck auf Hände und Ellbogen und heben Sie langsam Kopf und Oberkörper vom Boden, die Ellbogen bleiben mit dem Boden verbunden.

2 › Halten Sie den Bauch flach und ziehen Sie sich im Nacken lang. Ein bis zwei Sekunden halten.

1

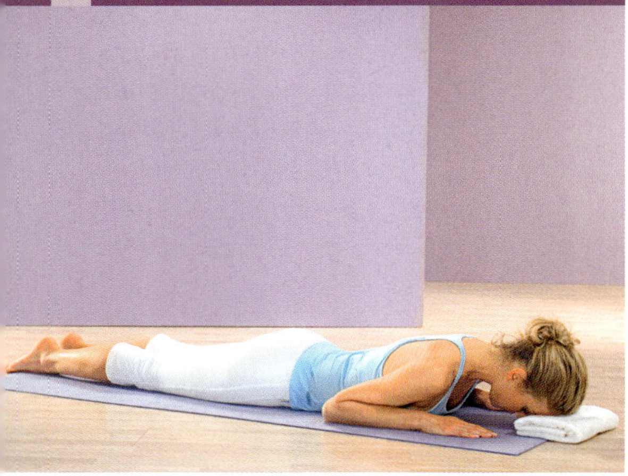

2 3-mal

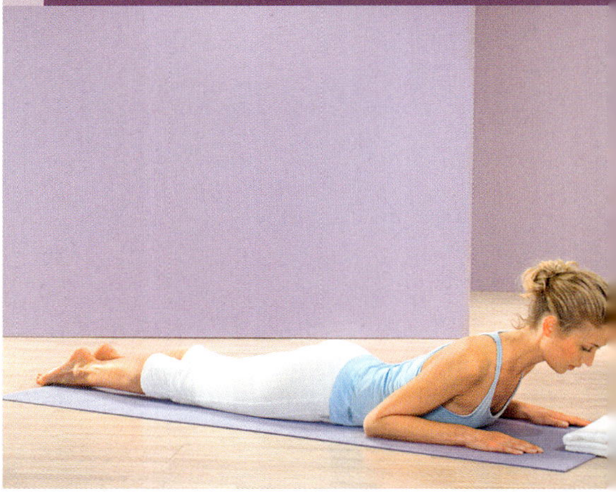

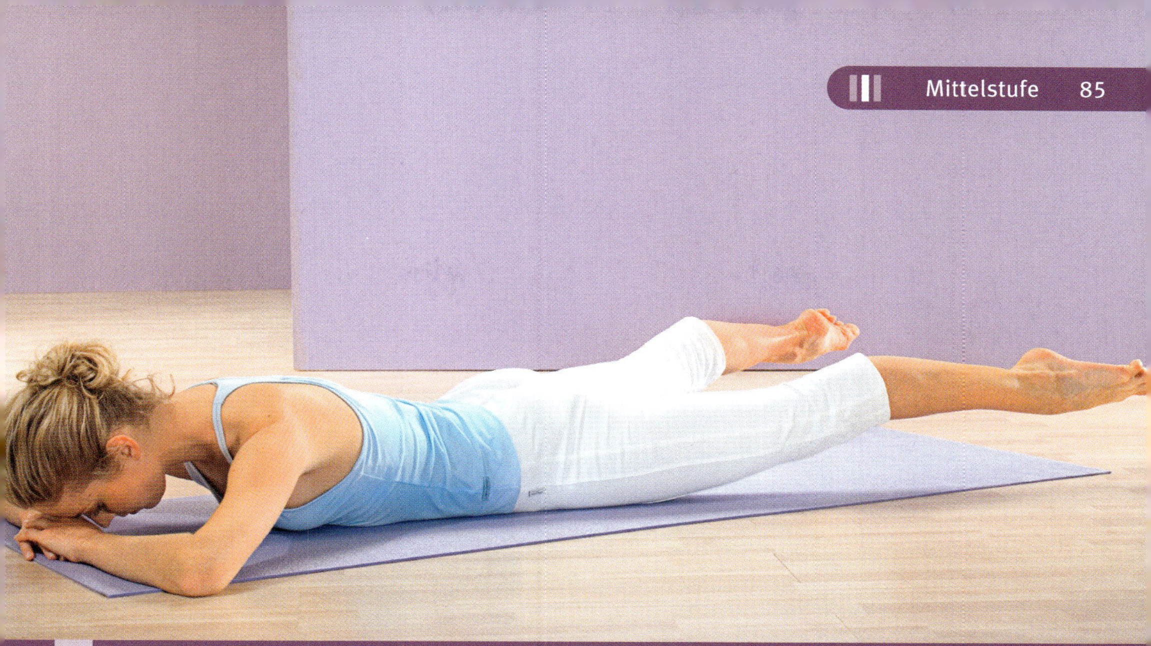

3 3 Sätze à 10 Schläge

Heel Beats

Die »Fersenschläge« sorgen für die Kräftigung der Rückenpartie, der gesamten Gesäß- und der hinteren Oberschenkelmuskulatur. Achtung! Hier variiert die Atmung. Sie führen die Schläge mit einem pumpenden Ausatmen durch, ganz so als wollten Sie einen Luftballon aufblasen.

- Gehen Sie in die Bauchlage. Die Beine sind hüftbreit voneinander entfernt und lang ausgestreckt, Füße und Knie zeigen leicht nach außen. Die Hände liegen übereinander, die Stirn auf den Händen, die Schulterblätter sind integriert.
- Aktivieren Sie mit dem Ausatmen Ihr Powerhouse.
- 3 Integrieren Sie noch einmal bewusst Ihre Schulterblätter, dann drücken Sie leicht Ihre Füße in den Boden, sodass die Knie abheben. Die Beine strecken sich und Sie heben beide Beine wenige Zentimeter an.
- Stabilisieren Sie erneut und führen Sie mit dem Ausatmen zackig und mit Druck die Fersen zueinander, so als hätten Sie den Luftballon zwischen Ihren Beinen. Schließen Sie die Übung mit einem »Päckchen« (Seite 83) ab.

TIPP

Die Beckenstabilisatoren freuen sich, wenn Sie an die Übung zusätzlich auch noch eine Dehnung für die Gesäßmuskulatur (Seite 71) anschließen.

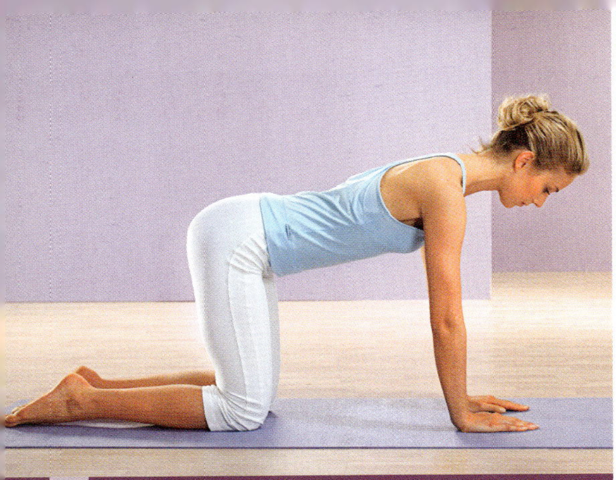

1

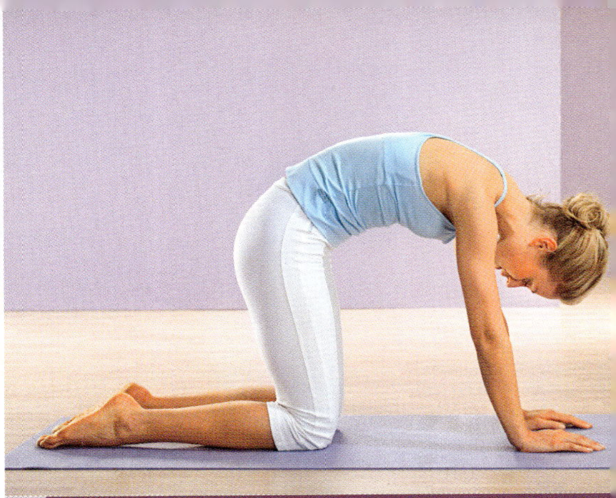

2 5-mal

Die Katze

Diese Übung kräftigt Ihre Rumpfstabilisatoren und schenkt Ihnen eine aufrechte Haltung. Dehnen und strecken Sie sich wie eine Katze und machen Sie Ihre Wirbelsäule ganz lang und rund!

› Gehen Sie in den Vierfüßlerstand. Die Beine sind hüftbreit aufgestellt, die Hände direkt unter den Schultern, die Fingerspitzen zeigen geradeaus. Die Armbeugen schauen zueinander – falls nicht, bringen Sie Ihre Armbeugen bewusst und muskulär gehalten in diese Position, um zu vermeiden, dass die Ellbogengelenke während der Übung fehlbelastet und überdehnt werden.

1 › Ihre Handballen sind leicht in den Boden gedrückt, dadurch streckt sich der Arm und die Wirbelsäule »hebt« sich. Der Nacken ist lang, Ihre Wirbelsäule ist ebenfalls lang, beweglich und stabil wie eine Stahlfeder.

› Stabilisieren Sie mit dem Ausatmen, indem Sie die Sitzbeinhöcker sanft zueinanderziehen, der Bauchnabel zieht sich von selbst zur Wirbelsäule.

2 › Dann rollt die Lendenwirbelsäule nach oben, der untere Rücken und die Brustwirbelsäule runden sich, Ihr Blick wandert zu den Knien. Die Schultern bleiben weit und offen.

› Atmen Sie wieder ein und lösen Sie die Position auf: Das Steißbein zieht nach hinten, der Nacken streckt sich und gleitet nach oben, der Bauch bleibt flach. Die Schultern sind weit und offen.

TIPP

Falls die Handgelenke schmerzen, verlagern Sie Ihr Gewicht ein wenig mehr nach hinten!

Das Nadelöhr

Diese Übung verdreht Ihre Wirbelsäule in sich, eine Bewegung, die Ihr Rückgrat liebt und wesentlich häufiger braucht, als sie im Alltag vorkommt. Die tief liegenden Rückenstabilisatoren sowie die großen Rückenmuskeln genießen zudem die Dehnung.

› Gehen Sie in den Vierfüßlerstand. Die Beine sind hüftbreit aufgestellt, die Hände direkt unter den Schultern. Das meiste Gewicht ruht auf den Knien.

› Atmen Sie zur Vorbereitung ein.

› Mit dem Ausatmen stabilisieren Sie. Geben Sie Ihr Gewicht auf den linken Arm, heben Sie den rechten Arm ab und lassen Sie den rechten Handrücken am Boden entlang zwischen linkem Knie und linker Hand durchgleiten.

3 › Das Becken schieben Sie leicht nach rechts, der linke Arm beugt sich, die rechte Schulter nähert sich dem Boden, der Nacken bleibt lang.

› Drei bis vier Sekunden halten, dann wieder zurückführen.

WICHTIG

Halten Sie den Schultergürtel weit und offen. Achten Sie auf einen langen Nacken und ein stabiles Becken. Lassen Sie sich nicht von der gleitenden Armbewegung mit hinüberziehen.

3 3-mal je Seite, immer abwechselnd

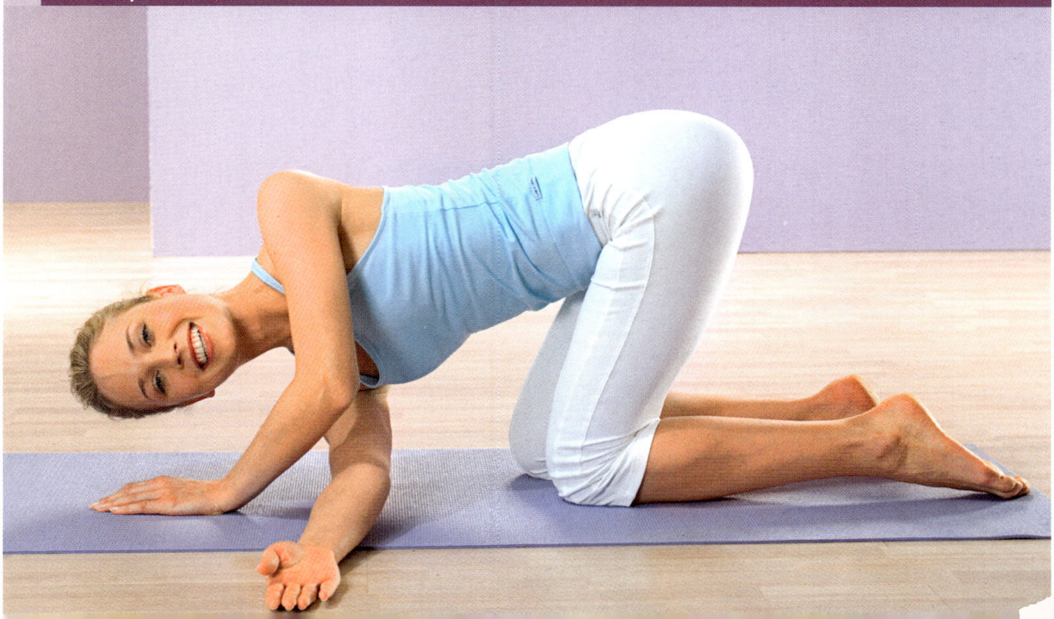

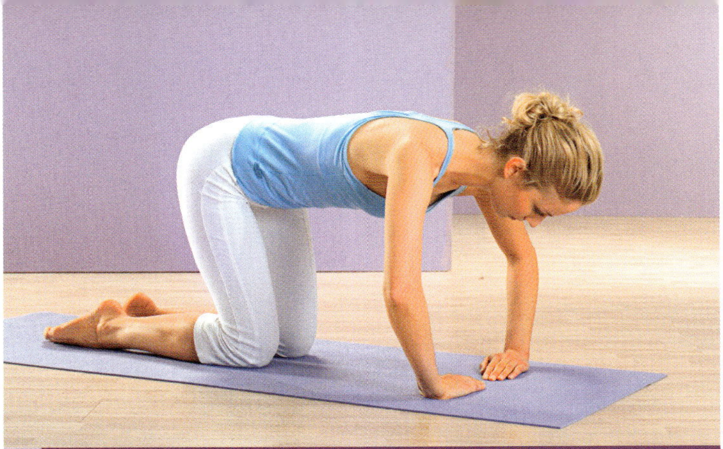

1 5- bis 10-mal

Straffe Beine, fester Bauch

WICHTIG

Achten Sie auf die Schulterregion. Lassen Sie die Schultern nicht hoch- und zusammenrutschen. Das Becken sollte sich nicht nach hinten schieben. Halten Sie die Position!

Der trinkende Löwe

»Der trinkende Löwe« ist eine sanfte Variante der Liegestütze, die die vordere und rückwärtige Arm- und Bauchmuskulatur kräftigt.

› Gehen Sie in den Vierfüßlerstand. Ihre Wirbelsäule ist lang und gestreckt, die Schulterblätter sind integriert. Die Fingerspitzen zeigen zueinander.

1 › Aktivieren Sie Ihr Powerhouse und beugen Sie mit langer Wirbelsäule die Ellbogen nach außen. Halten Sie den Nacken lang, die Schultern weit und offen.

› Geben Sie einen leichten Druck auf die Handballen, sodass sich die Arme wieder strecken.

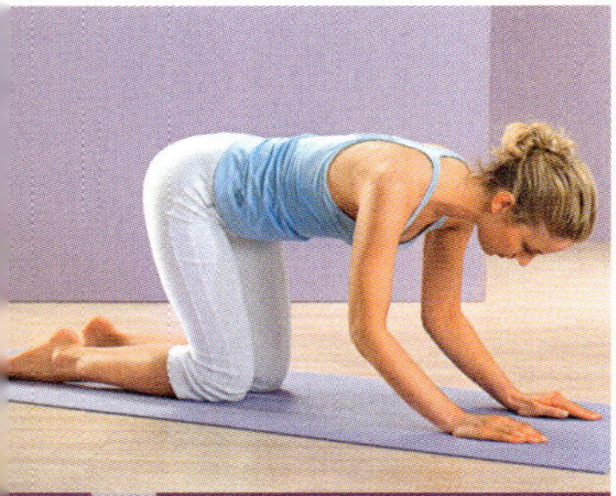

2 5-mal

VARIANTE: **Der trinkende Löwe für den hinteren Oberarm**

› Lassen Sie nun die Fingerspitzen geradeaus schauen und die Ellbogen nach hinten.

› Beugen Sie mit aktivem Powerhouse und langer Wirbelsäule Ihre Ellbogen in Richtung Füße. 2

› Die Ellbogen drehen sich nicht nach außen, die Schultern bleiben integriert, der Nacken lang.

› Beugen Sie nur so weit, wie Sie die Position entspannt halten können und sich Ihr Gewicht nicht nach hinten verlagert.

Torpedo

Mit dieser Übung strecken Sie Ihren Körper in zwei Richtungen.

- Gehen Sie in die Seitenlage. Der untere Arm ist lang nach oben, die Beine sind lang nach unten und leicht nach vorn ausgestreckt. Zwischen Kopf und Arm schieben Sie ein zusammengefaltetes Handtuch. Der obere Arm ist auf Höhe der unteren Rippen vor Ihnen aufgestellt, die Schulter locker und entspannt.
- Stabilisieren Sie mit dem Ausatmen und heben Sie das obere Bein um 10 bis 15 Zentimeter.
- 3 Aktivieren Sie erneut Ihr Powerhouse und heben Sie auch das untere Bein gestreckt an. Spüren Sie dabei die Muskelarbeit mehr im unteren Rücken als in Taille oder Bauch? Dann bringen Sie Ihre abgehobenen Beine weiter nach vorn und die obere Beckenschaufel weiter nach hinten.
- Zählen Sie langsam von fünf rückwärts und legen Sie wieder ab.

VARIANTE: **Balance!**

- **Versuchen Sie doch einmal, den oberen Arm mit anzuheben und auch so die Balance zu halten.** 4

TIPP

Die optimale Ausrichtung können Sie am besten kontrollieren, wenn Sie sich direkt an eine Wand legen, aber nicht anlehnen. Schultern und Becken sollten in einer Linie, die Beine leicht nach vorn ausgestreckt liegen. Falls Ihr Po etwas hervorsteht, legen Sie sich ein Sofakissen hinter den oberen Rücken.

3 4-mal je Seite

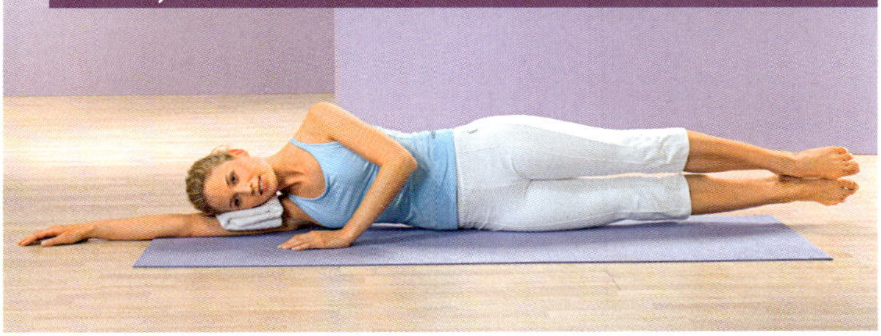

4 4-mal je Seite

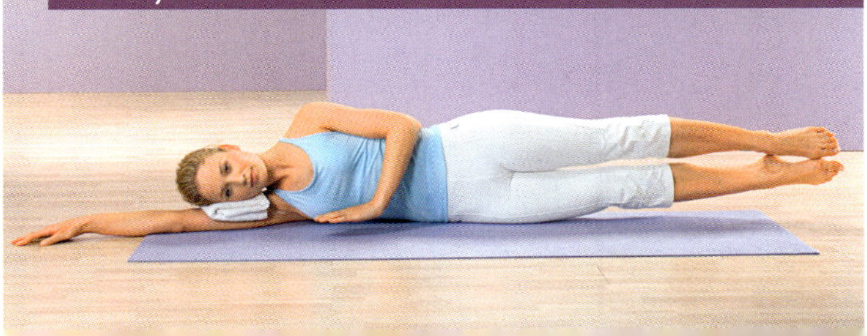

Starke Schultern, stabiles Becken

Shoulder Bridge – Vorbereitung

Die »Schulterbrücke« verbindet die Mobilisierung der Wirbelsäule mit einer Kräftigung der hinteren Oberschenkelmuskeln und des Pos. Ein echter Po-Heber!

TIPP

Um zu kontrollieren, ob Ihre Beckenschaufeln während der Übung stabil bleiben, können Sie die Hände statt auf den Boden auf Ihre Hüften legen.

- Neutrale Position. Ihre Hände liegen auf dem Boden.

1 › Aktivieren Sie mit dem Ausatmen Ihr Powerhouse, indem Sie die Sitzbeinhöcker sanft zueinanderziehen, der Bauchnabel sinkt nach unten, die Lendenwirbelsäule rollt in den Boden, das Becken hebt ab und die Wirbelsäule rollt Wirbel für Wirbel hoch bis zur Mitte des Brustkorbs.

2 › Stabilisieren Sie noch einmal, geben Sie Ihr Gewicht auf den linken Fuß und heben Sie den rechten Fuß zehn Zentimeter vom Boden ab. Beide Beckenschaufeln bleiben stabil auf einer Höhe, Ihre Schultern sind ganz locker und entspannt.

- Setzen Sie den Fuß ruhig und kontrolliert wieder ab, richten Sie gegebenenfalls das Becken wieder aus und heben Sie dann den linken Fuß ab.
- Stellen Sie den Fuß wieder auf, richten Sie das Becken aus und rollen Sie die Wirbelsäule wie eine Perlenkette wieder hinunter.

1 4-mal je Seite

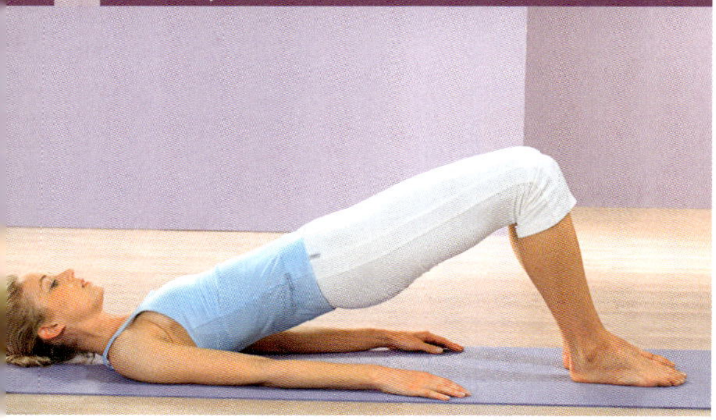

2 3-mal je Seite

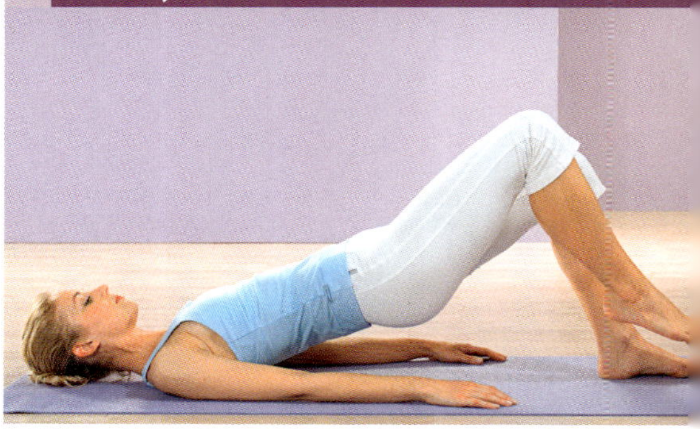

Leg Pulls Down – Vorbereitung

Das »Bein nach unten ziehen« ist eine hervorragende Übung zur Kräftigung und Straffung Ihres gesamten Körpers. Sie verlangt ein äußerst stabiles Powerhouse.

› Gehen Sie in den Vierfüßlerstand. Die Wirbelsäule ist lang, die Arme sind schulterbreit, die Beine hüftbreit aufgestellt, die Fingerspitzen zeigen nach vorn.

› Drücken Sie die Handballen bewusst in den Boden, sodass sich Nacken und Arme strecken und sich die Wirbelsäule auf Nacken- und Brustkorbhöhe hebt. Ihr Blick geht zwischen Ihren Fingerspitzen auf den Boden.

3 › Mit dem Ausatmen aktivieren Sie Ihr Powerhouse, geben einen leichten Druck auf den linken Fuß und schieben ihn am Boden entlang nach hinten, bis der Fuß sich hebt und Sie Zehen und Fußballen aufstellen können.

4 › Halten Sie Ihr Powerhouse aktiv und schieben Sie auch das zweite Bein nach hinten, sodass Sie in die Liegestützposition kommen.

› Ziehen Sie dann mit aktivem Powerhouse erst das linke und dann das rechte Knie wieder zu sich zurück.

› Beginnen Sie nun mit dem anderen Bein.

WICHTIG
Halten Sie Kopf und Nacken lang und den Blick zwischen Ihren Fingerspitzen. Auf keinen Fall den Kopf hängen und die Wirbelsäule zwischen den Schultern einsinken lassen!

3

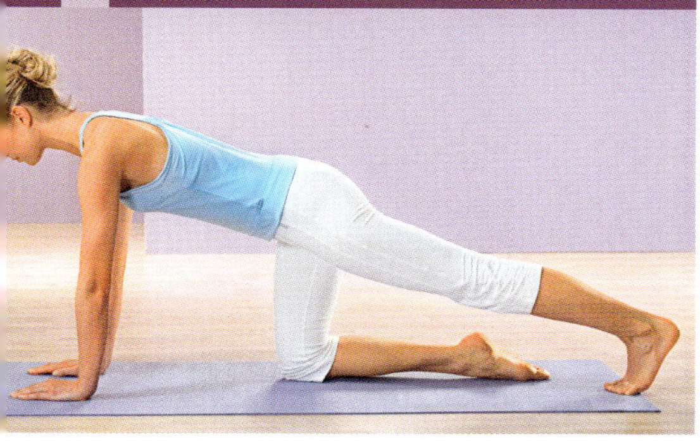

4 6-mal je Seite, immer abwechselnd

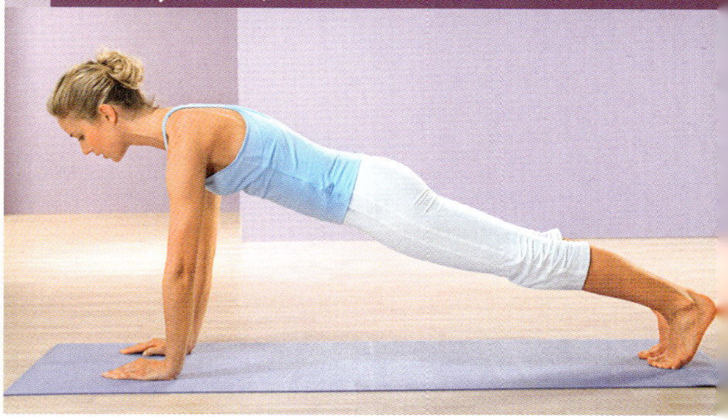

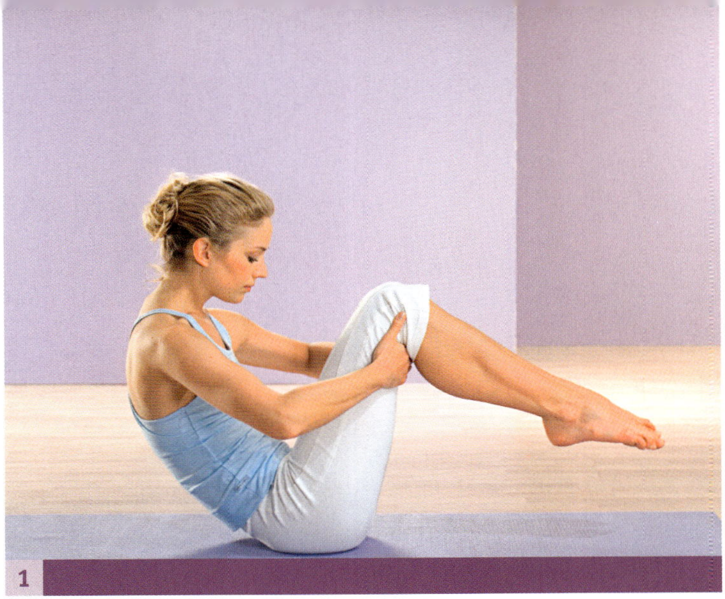

1

Cool-down

Rolling Like A Ball

»Rollen wie ein Ball« ist eine Übung, die alle Pilates-Prinzipien in sich vereint, die Körperspannung verlangt, Spaß macht und die Wirbelsäule massiert! Sie sollte immer auf einer weichen Unterlage, am besten auf einer Trainingsmatte, ausgeführt werden.

GU-ERFOLGSTIPP

Ein besseres Gefühl für die Rollbewegung bekommen Sie mit dem folgenden Trick: Legen Sie einen mittelgroßen, gerne etwas weichen Ball, etwa einen Wasserball, direkt vor eine Wand. Setzen Sie sich mit einem kleinen Abstand so vor den Ball, dass Sie ihn im Rücken haben. Begeben Sie sich nun in die Übungsposition, wie sie auf Foto 3 gezeigt wird, und versuchen Sie mit dem unteren Rücken, etwa gegenüber dem Bauchnabel, den Ball zu berühren, ohne dass Ihr oberer Rücken Kontakt zur Wand bekommt. Rollen Sie wieder in die Übungsposition von Foto 3 zurück, ohne die Füße aufzusetzen und behalten Sie dabei die Rundung in der Lendenwirbelsäule bei.

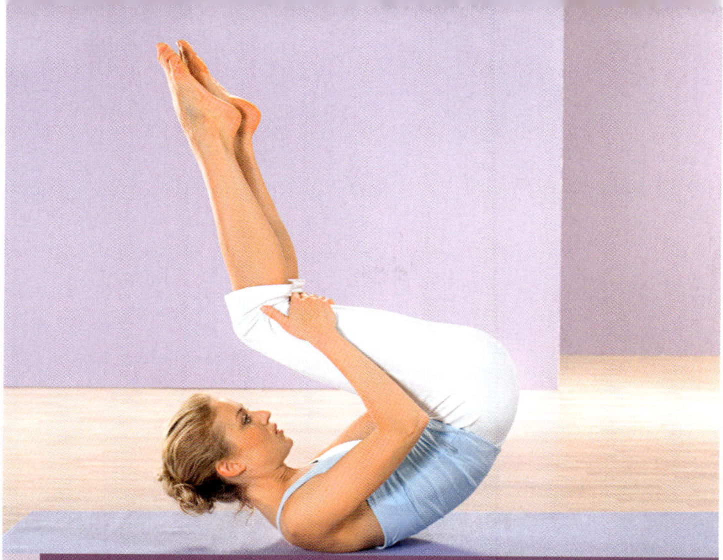

2 5-mal

› Setzen Sie sich aufrecht hin, die Beine sind aufgestellt. Halten Sie die Beine in den Kniekehlen.

› Verlagern Sie Ihr Gewicht leicht nach hinten und ziehen Sie die Beine zu sich, sodass die Füße vom Boden abheben und sich die Wirbelsäule rundet. Ihre Ellbogen zeigen nach außen und die Schultern sind integriert.

1 › Atmen Sie zur Vorbereitung ein, mit dem Ausatmen stabilisieren Sie. Verstärken Sie die Rundung in der Lendenwirbelsäule, indem Sie die Knie näher zum Körper führen. Ihr Blick geht in Richtung Schambeinfuge. Die Schultern sind weit und offen.

2 › Rollen Sie mit rundem Rücken bis auf die Schulterblätter, halten Sie Kopf und Hals dabei oben.

› Lassen Sie sich ebenso flüssig wieder nach vorn rollen. Halten Sie konstant die Rundung der Wirbelsäule. Holpert es beim Zurückrollen, holen Sie zu viel Schwung mit den Beinen; lassen Sie stattdessen Ihre Nase nach vorn kommen.

› Halten Sie die Balance. Die Füße nicht aufsetzen!

VARIANTE: **Klein und kompakt**
Wenn Sie mit den Händen Ihre Schienbeine umfassen, fordert das die Bauchmuskulatur umso mehr! 3

WICHTIG
Rollen Sie nicht zu weit nach hinten, das belastet die Halswirbelsäule. Daher: Nur bis auf die Schulterblätter gleiten!

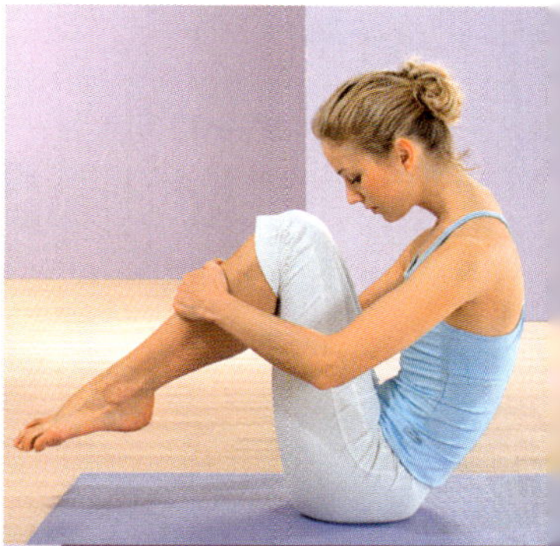

3

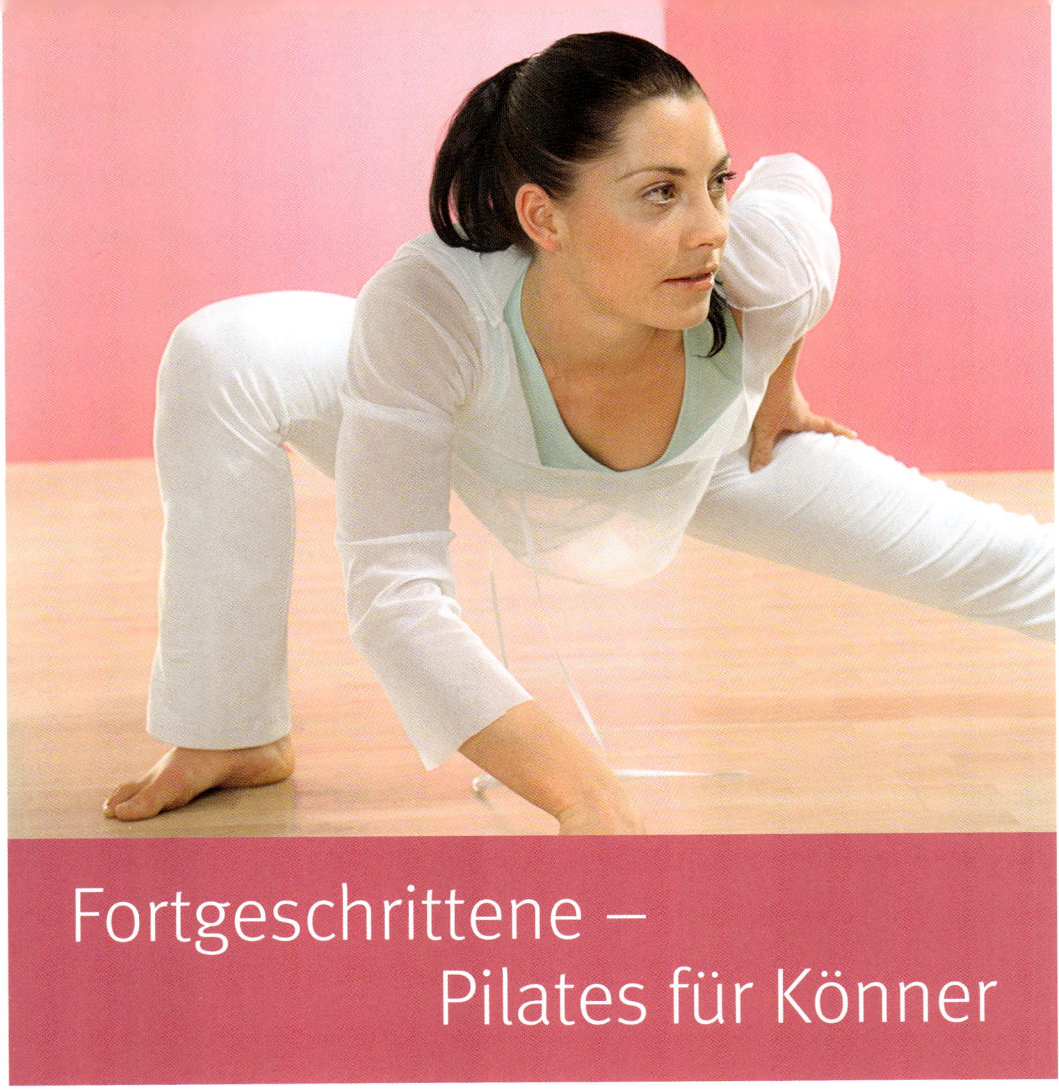

Fortgeschrittene – Pilates für Könner

Willkommen beim Original-Pilates – den Übungen, die Joseph Pilates selbst entwickelt hat. Sind Sie den Pilates-Weg bis hierher gegangen, ist Ihr Körper nun gestärkt und optimal auf diese Übungen vorbereitet. Jetzt geben Sie ihm den letzten Schliff. Aber: Lassen Sie sich wiederum Zeit! Verbinden Sie in Ihrem Training mehrere Wochen lang die neuen Übungen mit den »leichten«, bereits bekannten Übungen. So kräftigen Sie Ihre Muskulatur gemächlich und schonend von innen nach außen.

Warm-up

The Hundreds III

Diese Version der »Hundert« verlangt die ganze Stärke Ihres Powerhouse. Sie stabilisiert Rumpf und Schultern und kräftigt Bauch, Arme und Oberschenkel.

› Neutrale Position. Die Arme liegen neben dem Körper. Die Beine sind abgehoben und die Knie im rechten Winkel gebeugt.

› Atmen Sie zur Vorbereitung in die unteren Rippen.

1 › Aktivieren Sie dann Ihr Powerhouse, führen Sie das Kinn zum Brustbein, Ihr Kopf hebt sich, die Arme schicken Sie lang nach unten hinaus, die Lendenwirbelsäule verschmilzt sanft mit dem Boden und die Beine strecken Sie in eine leichte Diagonale.

› Ihr Blick ruht auf der Schambeinfuge.

› Pumpen Sie mit lang ausgestreckten Armen aus dem Oberarm.

WICHTIG

Halten Sie Ihre Hals-Nacken-Schulter-Partie entspannt. Wenn Sie die meiste Arbeit in den Schultern leisten oder die Beine nicht gestreckt halten können, kehren Sie noch einmal zu den vorherigen Versionen von »The Hundreds« (Seite 77) zurück.

1 je 5-mal auf dem Ein- und Ausatmen/20 Sätze

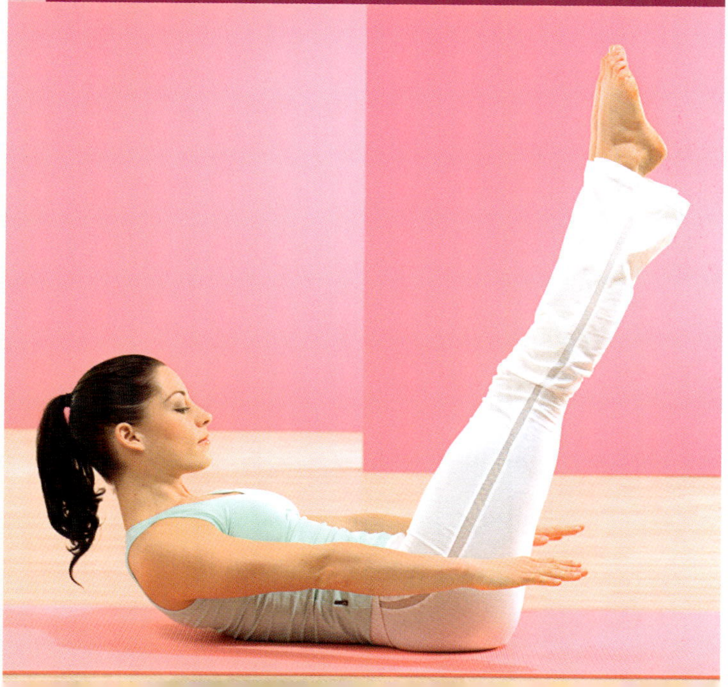

Roll-Ups And -Downs

Das »Auf- und Abrollen« ist eine gute Übung, um die Verbindungen zwischen den einzelnen Wirbeln zu »ölen«. Gleichzeitig werden Bauch und Schultern gekräftigt und der Rücken gedehnt. Die Fotos in der Reihenfolge 1 – 2 – 3 – 2 – 1 zeigen den gesamten Bewegungsablauf.

TIPP

So rundet sich die Wirbelsäule fast von selbst: Ihre Fersen liegen auf dem Boden, nicht auf der Matte. Beginnen Sie die Rollbewegung, indem Sie die Fersen zu sich ziehen, als wollten Sie die Füße zurück auf die Matte bringen oder in Ihren Hosenbeinen verschwinden lassen.

1
› Gehen Sie in die Rückenlage. Die Beine sind lang nach unten ausgestreckt, die Arme lang nach oben.
› Aktivieren Sie mit dem Ausatmen Ihr Powerhouse.
› Heben Sie mit festem Powerhouse mit dem Einatmen die Arme.

2
› Dann geht das Kinn zum Brustbein, der Kopf hebt sich und Sie lassen mit dem Ausatmen Ihr Rückgrat gemächlich Wirbel für Wirbel hochrollen.

3
› Schieben Sie die Arme parallel zum Boden mit rundem Rücken in Richtung Füße, während Ihr Blick auf den Knien ruht und Sie die Fersen weit nach unten schieben.

1

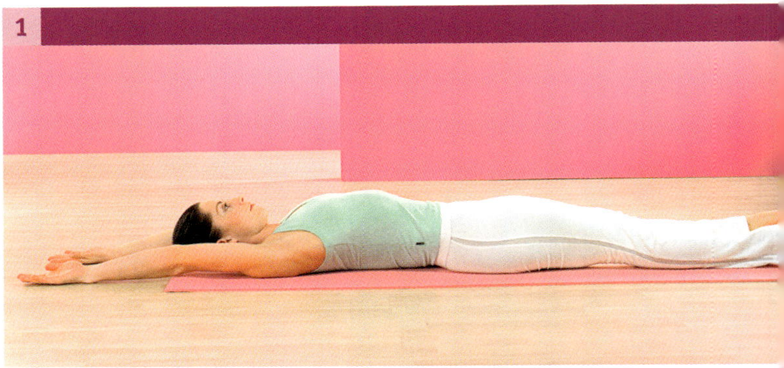

2

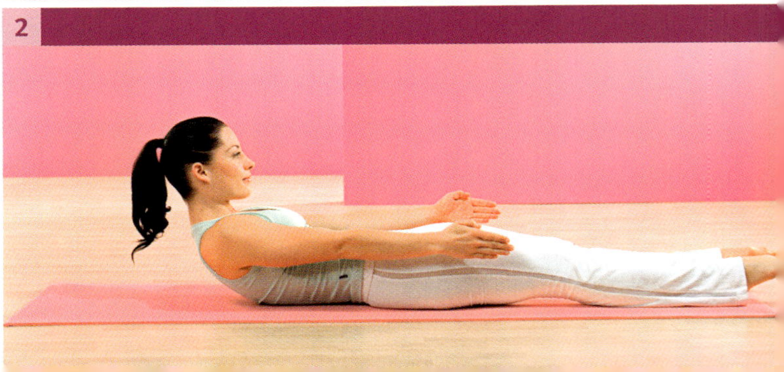

2 › Halten Sie Ihren Bauch fest und flach und rollen Sie zurück, indem Sie die Sitzbeinhöcker zueinanderziehen.

1 › Dann rollt die Lendenwirbelsäule sanft nach hinten und das Rückgrat Wirbel für Wirbel langsam wieder zurück. Versuchen Sie nicht, die Rundung der Wirbelsäule zu erzwingen, indem Sie den Kopf nach vorn schieben, sondern ziehen Sie beim Herunterrollen bewusst Ihre Fersen mit sich (siehe Tipp Seite 96).

› Der Bauch bleibt währen des gesamten Auf- und Abrollens flach, die Schultern sind durchgängig integriert.

VARIANTEN: Handflächen nach oben, Hände verankert

› Um das Herunterrollen mit gestreckten Armen zu erleichtern, hilft Folgendes: Lassen Sie die Handflächen nach oben schauen. So stabilisieren Sie zusätzlich die Schultern.

› Falls Ihnen die Bewegung noch schwer fällt, können Sie sich beim Rollen helfen, indem Sie Ihre Hände nicht ausstrecken, sondern hinter den Oberschenkeln verankern.

TIPP

Wenn Sie merken, dass es Ihnen schwerfällt, die Rollbewegung aus dem Liegen heraus zu beginnen, fangen Sie im Sitzen an. So können Sie sich von der Schwerkraft unterstützen lassen. Fahren Sie dann fort, wie in der Übung beschrieben.

3 3-mal

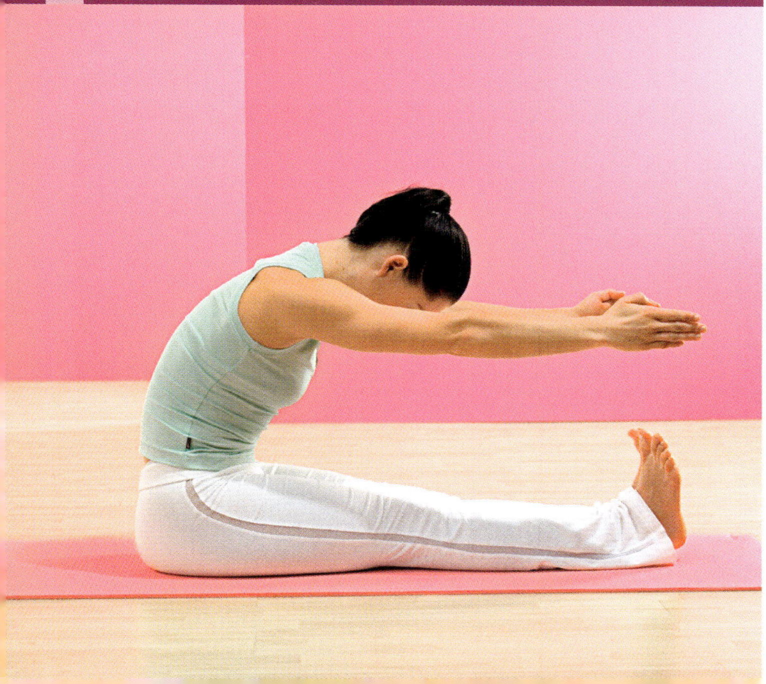

Roll-Over

Das »Überrollen« ist eine wunderbare Übung zur Mobilisierung und Massage Ihrer Wirbelsäule. Sie kräftigt Bauch, Rücken und Arme, dehnt die hinteren Oberschenkelmuskeln, den Po und die Rückenstrecker und strafft alle beteiligten Partien. Dafür verlangt sie ein großes Maß an Körperspannung und eine starke Bauchmuskulatur. Die Fotos in der Reihenfolge 1 – 2 – 3 – 2 – 1 zeigen den gesamten Bewegungsablauf.

WICHTIG
Machen Sie diese Übung bitte nicht, wenn Sie Nackenprobleme haben.

1

- Neutrale Position einnehmen. Die Beine sind geschlossen und werden lang nach oben gestreckt. Die Arme liegen seitlich dicht am Körper.
- Atmen Sie zur Vorbereitung ein, mit dem Ausatmen aktivieren Sie Ihr Powerhouse.
- Drücken Sie die Handflächen sanft in den Boden, führen Sie die Beine in eine Diagonale hinter den Kopf.
- Heben Sie das Becken durch die Muskelkraft des Powerhouse und mit Hilfe der Arme und rollen Sie Ihre Wirbelsäule Wirbel für Wirbel nach hinten.

1

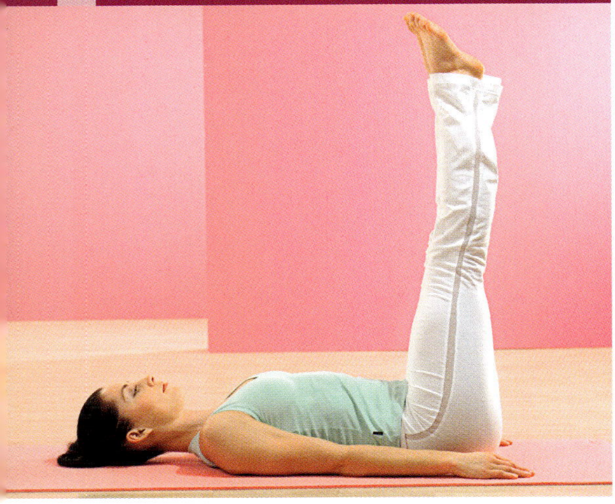

2

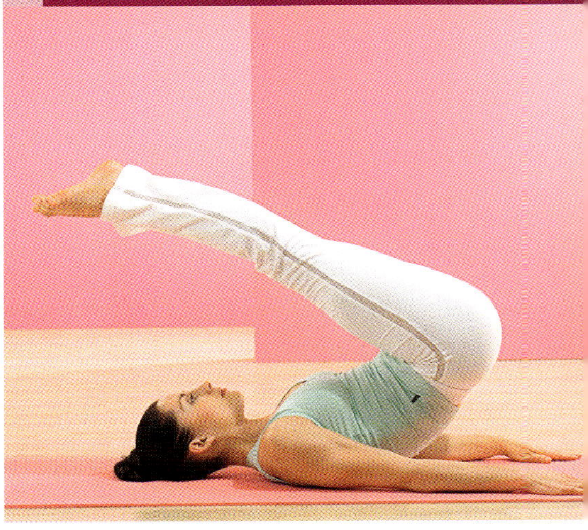

2 › Rollen Sie bis zur Mitte des Brustkorbs, die Beine sind lang ausgestreckt, etwas höher als horizontal.

3 › Halten Sie Ihr Powerhouse fest, schicken Sie die Fersen lang nach hinten und öffnen Sie die Beine hüftbreit.

› Drücken Sie Ihre Handgelenke fest in den Boden und ziehen Sie die Arme lang nach unten.

› Rollen Sie nun langsam wieder in die Ausgangsposition zurück. Dabei hilft eine ordentliche Position Ihrer Hände: die Arme dicht beim Körper, die Handgelenke mit dem Boden verschmolzen, die Fingerspitzen weit nach unten gezogen.

VARIANTEN: **Gebeugte Knie, weicher Ball**

› Die Übung ist leichter, wenn Sie beim Herunterrollen ab dem Punkt, an dem Sie meinen, die Position nicht mehr sauber halten zu können, die Knie leicht beugen.

› Eine dicke Handtuchrolle oder ein weicher, nur halb aufgeblasener Wasserball unter dem Becken 4 ersparen Ihnen, bis der Bauch ein wenig stärker ist, beim Hinauf- und Hinunterrollen die letzten paar Wirbel!

TIPP

Der Kopf sollte bei dieser Übung unbedingt liegen bleiben. Falls er das nicht tut, greifen Sie bitte zu den leichteren Varianten und trainieren Sie Ihre hinteren Oberarmmuskeln mit den Übungen »Der trinkende Löwe« (Seite 88) und »Leg Pulls Down« (Seite 91).

3 3-mal

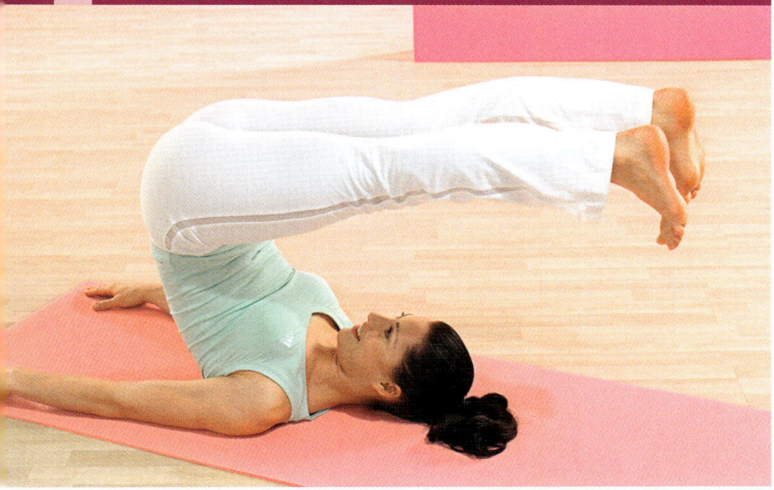

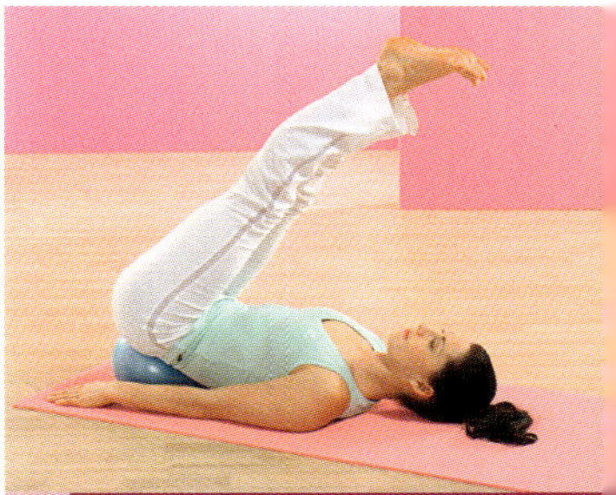

4

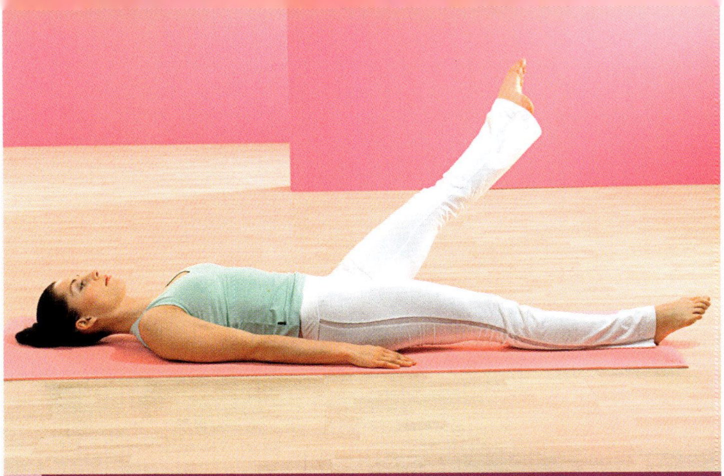

1 5-mal je Seite

Single Leg Circles

WICHTIG
Ihre Arme sollten völlig entspannt sein und ohne Druck mit dem Boden verschmelzen. Die Stabilität sollte unbedingt aus dem Becken kommen.

Die »Einzelnen Beinkreise« stabilisieren Becken und Rumpf und kräftigen Po und Bauch. Zur Vorbereitung dienen die »Kleinen Kniekreise« (Variante, Seite 54).

› Gehen Sie in die Rückenlage. Beine und Arme sind lang nach unten ausgestreckt.

› Atmen Sie zur Vorbereitung ein, mit dem Ausatmen ziehen Sie dann den Beckenboden hoch, der Bauchnabel fällt sanft zur Wirbelsäule.

› Ziehen Sie entspannt das linke Bein zu sich und strecken Sie es zur Decke aus.

1 › Halten Sie das Powerhouse fest und aktiv und malen Sie mit dem ausgestreckten Bein und möglichst ruhigem Becken kleine Kreise an die Decke. Das rechte Bein bleibt lang gestreckt. Atmen Sie bewusst aus, wenn Sie das Bein von sich weg führen.

› Je größer die Kreise sind, die Sie beschreiben, desto stärker ist das Powerhouse gefordert.

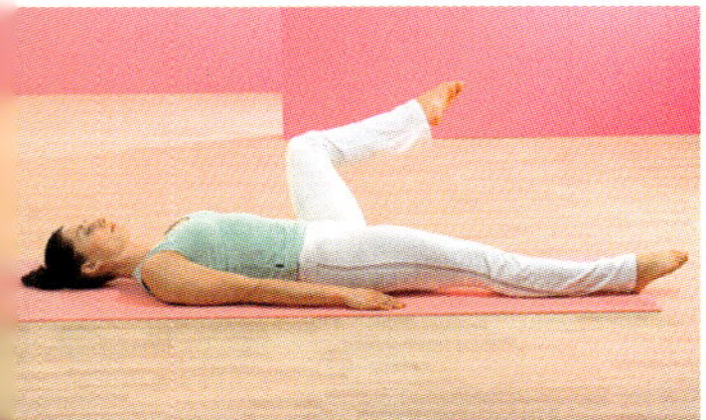

2

VARIANTE: **Gebeugte Knie**

› Falls es Ihnen schwer fällt, das Bein wirklich gestreckt in die Vertikale zu bringen, können Sie entweder das am Boden liegende Bein aufstellen oder das nach oben gestreckte Bein leicht beugen und das Knie etwas zu sich ziehen. 2

Stärkung für das Powerhouse

Single Leg Stretch II

Die schwierigere Version von »Ein Bein dehnen« strafft und stärkt Powerhouse und Beine und schult Ihre Koordinationsfähigkeit.

› Neutrale Position einnehmen. Die Beine anheben, die Knie im rechten Winkel beugen, die Hände an die Knie legen.

3 › Mit dem Ausatmen das Powerhouse aktivieren, der Oberkörper hebt sich, die Lendenwirbelsäule verschmilzt mit dem Boden.

4 › Die linke Hand fasst von außen nahe beim Knöchel um das linke Bein, die rechte Hand von innen an das Knie. Mit beiden zusammen ziehen Sie das Knie leicht zu sich hin, während sich das rechte Bein in die Diagonale streckt.

› Der Bauch bleibt flach, die Schultern integriert, der Rumpf stabil. Mit dem Einatmen ziehen Sie das rechte Bein wieder zurück und halten beide Knie kurz gebeugt.

› Mit dem nächsten Ausatmen wechseln, Kopf und Schulterpartie zwischendurch nicht ablegen.

GU-ERFOLGSTIPP

Sie trainieren jetzt schon längere Zeit die Fortgeschrittenen-Übungen und wünschen sich noch mehr Herausforderung? Dann führen Sie alle Übungen einfach deutlich langsamer aus. Atmen Sie dabei ruhig und tief, und konzentrieren Sie sich vollkommen auf die präzise und korrekte Ausführung der Bewegungen.

3

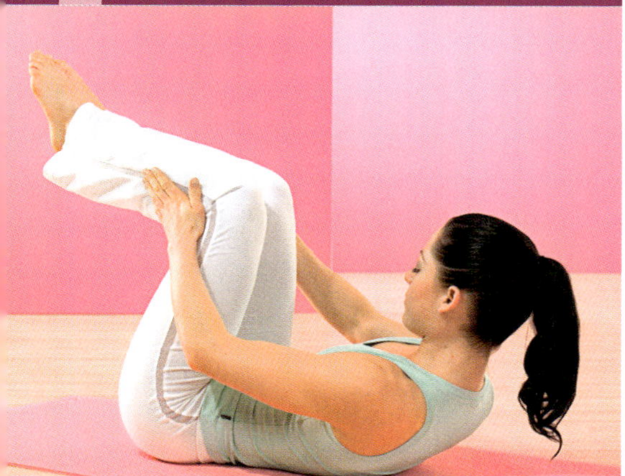

4 4- bis 5-mal je Seite

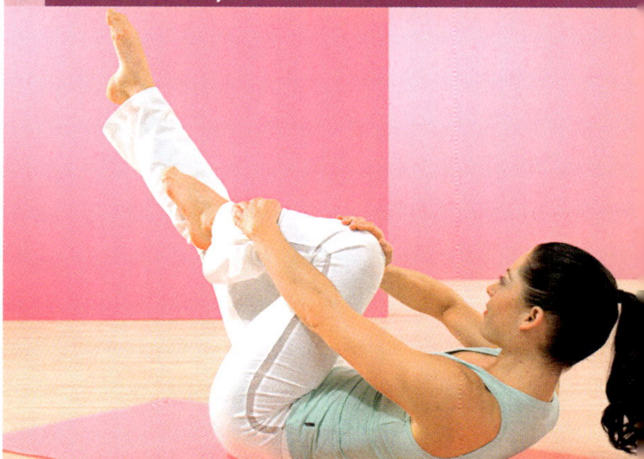

Double Leg Stretch II

Die zweite Version von »Beide Beine dehnen« ist eine anspruchsvolle Herausforderung für Ihren Bauch. Folgen Sie daher den Übungsanweisungen bitte sehr genau.

› Neutrale Position einnehmen. Die Beine sind angehoben und die Knie im rechten Winkel gebeugt. Die Arme ruhen entspannt seitlich neben dem Körper.

WICHTIG
Verlieren Sie nicht die Rundung im oberen Rücken, wenn die Arme nach hinten fließen.

1 › Aktivieren Sie mit dem Ausatmen Ihr Powerhouse, atmen Sie mit stabilem Powerhouse ein und bringen Sie das Kinn zum Brustbein. Heben Sie den Kopf und schieben Sie die Hände weit nach unten, sodass die Arme sich lang strecken und ein paar Zentimeter vom Boden abheben. Strecken Sie die Beine zur Decke.

2 › Halten Sie die Rundung im oberen Rücken und den Bauch flach, lassen Sie den Blick auf der Schambeinfuge und führen Sie mit dem Ausatmen die Arme lang gestreckt hinter den Kopf.

› Ein bis zwei Sekunden halten, Arme wieder zurückführen und Position auflösen.

1

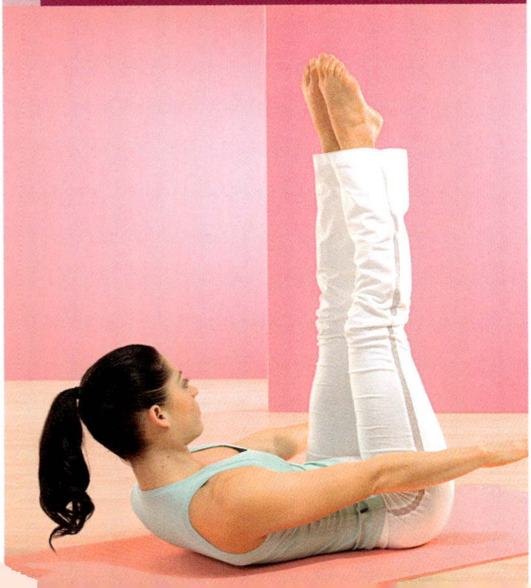

2 4-mal

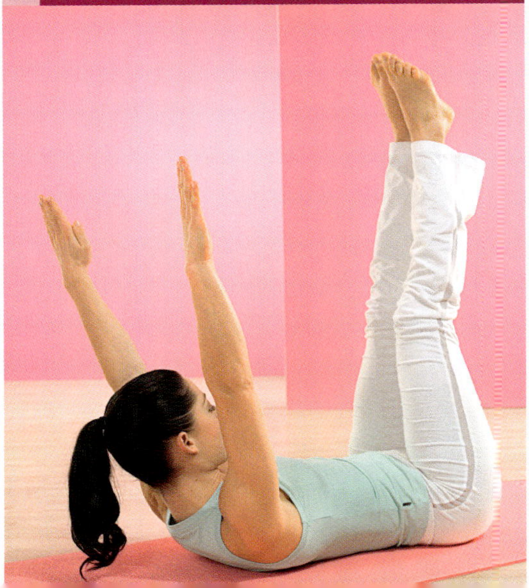

Single Straight Leg

Ein »Bein gerade strecken« kräftigt Ihr Powerhouse, insbesondere die schrägen Bauchmuskeln, und strafft die Beine.

› Neutrale Position einnehmen. Die Beine sind angehoben, die Knie angewinkelt, die Hände liegen seitlich an den Knien.

› Atmen Sie ein, mit dem Ausatmen aktivieren Sie Ihr Powerhouse.

3 › Das Kinn geht zum Brustbein, der Kopf hebt sich, die Wirbelsäule verschmilzt mit dem Boden und Sie strecken die Beine lang nach oben aus.

4 › Halten Sie das Powerhouse stabil, umfassen Sie den linken Unterschenkel mit beiden Händen und ziehen Sie das Bein gestreckt sanft zu sich, während Sie das andere Bein senken. Der Bauch bleibt währenddessen flach, der Schultergürtel weit und offen. Die Ellbogen zeigen dabei nach außen und der Blick ruht auf der Schambeinfuge.

› Atmen Sie ein und führen Sie beide Beine zurück nach oben, mit dem Ausatmen stabilisieren Sie noch einmal und wechseln dann das Bein.

WICHTIG
Halten Sie Ihren Rumpf möglichst ruhig. Er sollte immer fest mit dem Boden verbunden sein.

3

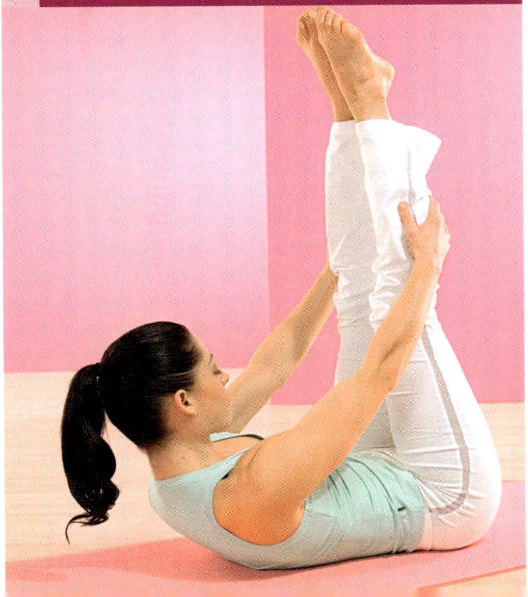

4 4- bis 5-mal je Seite

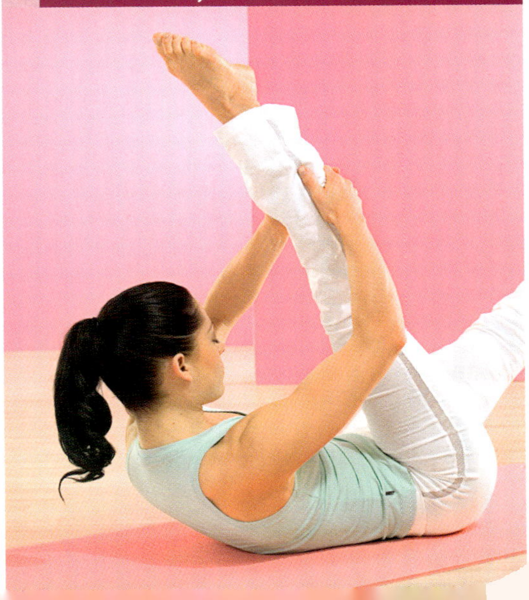

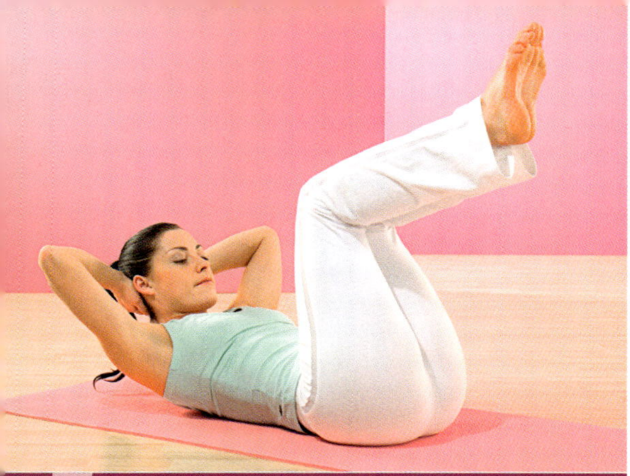

1

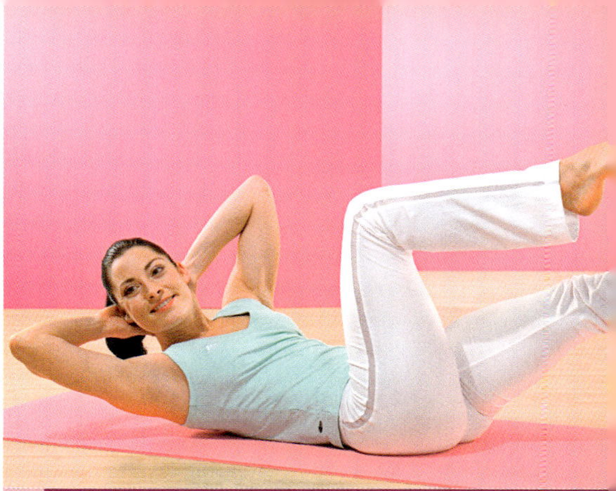

2 3-mal je Seite, immer abwechselnd

Mobile Wirbelsäule, straffer Bauch

Criss-Cross

»Zickzack« kräftigt Ihren gesamten Körper und mobilisiert die Wirbelsäule. Ihre schrägen Bauchmuskeln werden bei dieser Übung ordentlich herausgefordert.

- Neutrale Position einnehmen. Die Beine anheben, die Knie anwinkeln, die Hände hinter dem Kopf verschränken.
- Atmen Sie zur Vorbereitung ein, mit dem Ausatmen aktivieren Sie Beckenboden und Bauch.

1 › Dann senkt sich das Kinn zum Brustbein, der Kopf hebt sich, die Lendenwirbelsäule verschmilzt mit dem Boden.

2 › Führen Sie den linken Ellbogen zum rechten Knie und strecken Sie das linke Bein in eine Diagonale lang aus. Klappen Sie den Ellbogen, wenn er zum Knie geht, nicht nach innen, sondern machen Sie die Bewegung mit dem ganzen Schultergürtel.

- Atmen Sie ein, führen Sie das Bein zurück und bringen Sie den Schultergürtel wieder in die Gerade, sodass Ihr Blick auf der Schambeinfuge ruht.
- Stabilisieren Sie sich mit dem Ausatmen erneut und wechseln Sie die Seite. Der Rumpf bleibt so ruhig wie möglich und mit dem Boden verschmolzen, der Bauch flach. Der Schultergürtel ist weit und offen, die Schultern ziehen konstant nach unten.

TIPP

Bei dieser Übung ist es besonders wichtig, den Körper mit dem Boden eins werden zu lassen. Denn: Je stabiler der Rumpf ist, desto effektiver ist auch die Baucharbeit.

Saw

Der Name »Säge« ergibt sich aus der leicht federnden Bewegung, mit der diese Übung ausgeführt wird. Sie stabilisiert das Becken und mobilisiert die Wirbelsäule. Außerdem dehnt sie die hinteren Oberschenkelmuskeln, die Taille und die gesamte Rückenmuskulatur.

› Setzen Sie sich aufrecht auf die Gymnastikmatte. Die Beine sind lang ausgestreckt und leicht geöffnet, die Fersen nach unten herausgeschoben. Fersen und Sitzbeinhöcker verschmelzen mit dem Boden. Die Arme sind auf Schulterhöhe zu den Seiten ausgestreckt, sodass Sie Ihre Hände aus den Augenwinkeln noch gut sehen können.

3 › Aktivieren Sie Ihr Powerhouse, dann drehen Sie den gesamten Schultergürtel nach links und legen die rechte Hand an Ihr äußeres, linkes Schienbein, der linke Arm fließt nach hinten und schräg oben. Ihr Blick ruht auf Ihrer linken Hand.

4 › Atmen Sie bewusst in die unteren Rippen und schieben Sie die rechte Hand am Schienbein entlang in drei kleinen Schritten (jedes Ausatmen fünf bis sechs Zentimeter) bis hinunter zum Knöchel.

› Halten Sie die Beine gestreckt, die Knie zeigen nach oben und das Gewicht bleibt fest auf beiden Pobacken.

› Einen langen Atemzug halten und wieder auflösen.

WICHTIG

Halten Sie die Schultern weit und offen. Falls Sie Spannungen im Nacken spüren, legen Sie die linke Hand direkt neben dem Becken auf den Boden, die Fingerspitzen zeigen nach vorn. Der Blick ruht immer noch auf der linken Hand.

3

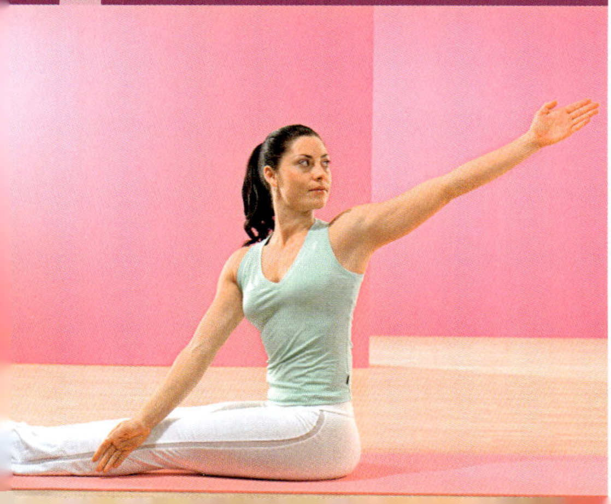

4 3-mal je Seite, immer abwechselnd

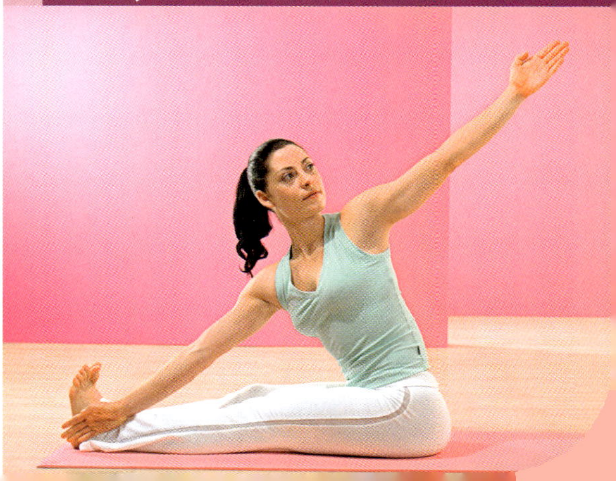

Open Leg Rocker

Das »Rollen mit geöffneten Beinen« kräftigt von oben bis unten, stärkt die Körperbalance und die Tiefenstabilisatoren und richtet Ihren Körper auf. Die Bewegungsfolge zeigen die Fotos 1 – 2 – 3 – 2 – 1.

TIPP
Falls es Ihnen schwer fällt, mit gestreckten Beinen die Spannung zu halten, umfassen Sie die Beine nicht an den Knöcheln, sondern an den Waden.

› Setzen Sie sich aufrecht hin. Ihre Hände umfassen von außen die Schienbeine möglichst nah am Knöchel, die Ellbogen zeigen nach außen, die Schultern sind integriert, die Wirbelsäule verlängert sich nach oben.

› Atmen Sie zur Vorbereitung in die unteren Rippen und aktivieren Sie Ihr Powerhouse.

1 › Verlagern Sie leicht Ihr Gewicht nach hinten, indem Sie die Knie zu sich heranziehen, sodass Sie die Beine anheben können. Strecken Sie ein Bein nach dem anderen nach oben aus – die Beine sollten V-förmig geöffnet sein.

2 › Atmen Sie mit stabilem Powerhouse wieder ein, richten Sie Ihren Blick auf die Schambeinfuge. Verlagern Sie Ihren Bauchnabel weiter nach hinten.

1

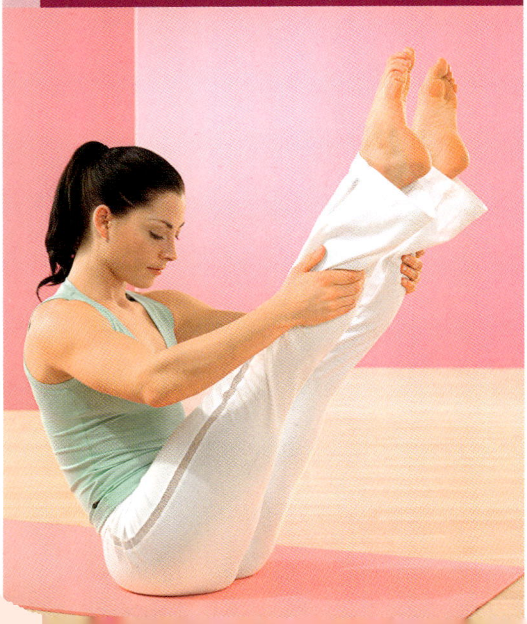

2

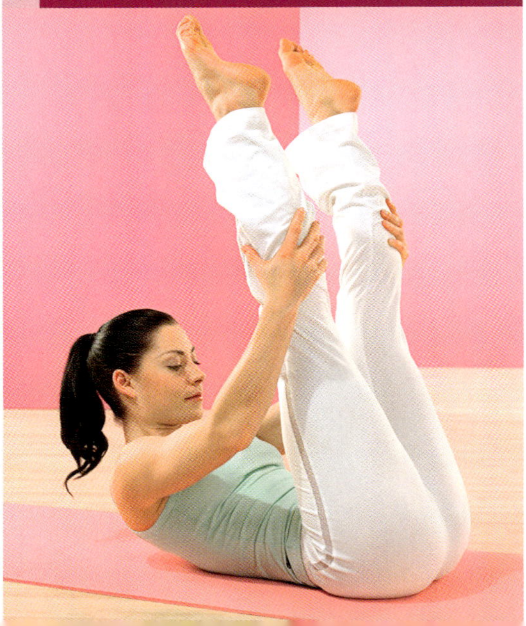

3 › Rollen Sie über die Wirbelsäule rückwärts bis zum Schultergürtel, sodass die Schulterblattspitzen gerade den Boden berühren, Kopf und Hals bleiben angehoben. Rollen Sie nicht zu weit, das mag Ihr Nacken gar nicht.

› Mit dem Einatmen rollen Sie wieder zurück – das Brustbein führt. Arme und Beine bleiben lang, der Bauch flach, die Schultern integriert. Beginnen Sie die Rückwärtsbewegung von der Lendenwirbelsäule aus, damit es wirklich eine Rollbewegung wird. Nicht mit Kopf und Schultern nach hinten lehnen, dann ist der Rücken nicht mehr rund und die Bewegung wird holprig.

2 › Rollen Sie zurück bis zu Ihrem Balance-Punkt, also bis zu dem Punkt, an dem Sie Arme und Beine lang gestreckt in der Luft halten können, und versuchen Sie, diese Position für zwei bis drei Sekunden zu halten.

1 › Die Beine bleiben die ganze Zeit über angehoben, lang ausgestreckt und werden von den Händen gehalten.

› Beginnen Sie dann die nächste Rollbewegung, indem Sie wieder den Bauchnabel und damit auch Ihren Schwerpunkt nach hinten verlagern.

WICHTIG

Halten Sie die Arme besonders während der Rollbewegung nach hinten schön lang. Das hilft Ihnen, Ihr Powerhouse aktiv zu halten und verhindert, dass Sie auf den Nacken rollen.

3 5-mal

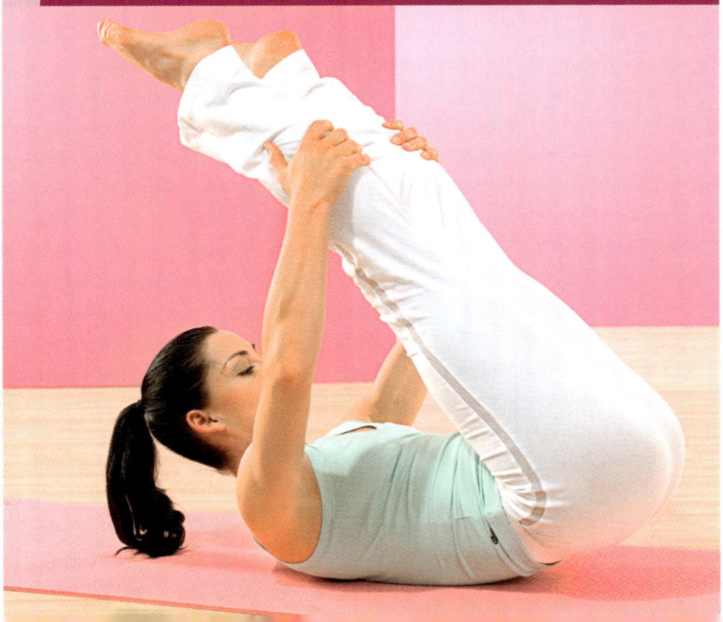

Starker Rücken, fester Po

Single Heel Kick

Die »Einzelnen Fersenschläge« sind eine hervorragende Stabilisierung für Ihr Becken und geben Ihnen ein gutes Gefühl für die Haltung Ihrer Schultern. Sie kräftigen Gesäß, Rücken und Schultern, dehnen die vorderen Oberschenkelmuskeln und fördern eine aufrechte Haltung.

TIPP
Sinken Sie zwischen den Schulterblättern nicht ein! Achten Sie darauf, während Sie ganz bewusst Ihre Ellbogen in den Boden drücken. Dabei sollten sich Ihre Schultern öffnen und Ihre Wirbelsäule dadurch zwischen den Schulterblättern bequem Platz finden.

› Gehen Sie in die Bauchlage. Die Unterarme sind in einer weiten V-Position aufgestellt, die Hände liegen ineinander, die Ellbogen zeigen nach außen. Die Beine sind lang nach unten ausgestreckt. Ziehen Sie Ihre Wirbelsäule lang und geben Sie bewusst Druck auf Ihre Ellbogen, sodass sich der Nacken streckt und die Wirbelsäule sich leicht »hebt«. Ihr Blick ruht währenddessen auf den Händen.

› Aktivieren Sie mit dem Ausatmen Ihr Powerhouse.

1 › Beugen Sie Ihr linkes Bein und geben Sie mit der Ferse drei leichte, präzise »Schläge« in Richtung linke Gesäßhälfte. Die Wirbelsäule bleibt lang und das Becken bewegt sich dabei nicht. Schlagen Sie mit Druck, so als wollten Sie einen Ballon zusammenpressen.

1 **4-mal je Seite, immer abwechselnd**

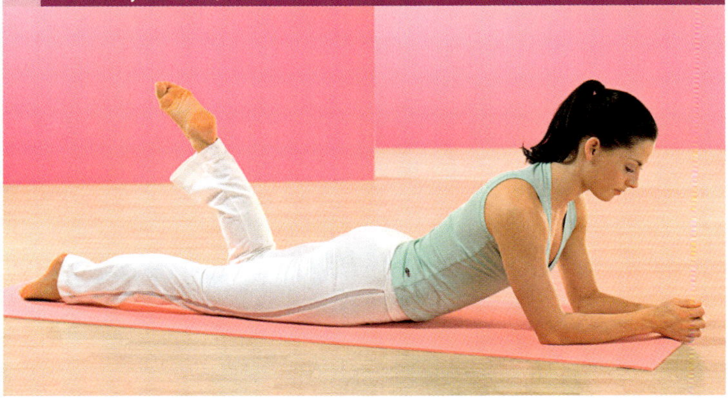

Double Heel Kick

Bei den »Doppelten Fersenschlägen« ist Vorsicht geboten für Ihren unteren Rücken. Arbeiten Sie mit minimalem Kraftaufwand! Die Übung kräftigt den gesamten Rücken, insbesondere im mittleren Bereich; sie stärkt die Rückenstrecker sowie Gesäß und Beine und dehnt außerdem die Brustmuskulatur.

› Gehen Sie in die Bauchlage. Die Beine sind ausgestreckt, die Arme hinter dem Rücken verschränkt und angewinkelt und so weit wie möglich hochgezogen zu den Schulterblättern. Die eine Hand umfasst die andere. Ihre rechte Wange liegt auf einem zusammengefalteten Handtuch.

2 › Mit dem Ausatmen aktivieren Sie Ihr Powerhouse, beugen die Knie und geben mit beiden Beinen drei leichte Schläge, die aber Druck haben, in Richtung Gesäß.

3 › Schieben Sie nun mit stabilem Powerhouse die miteinander verschränkten Hände und die Füße lang nach unten, sodass sich Arme und Beine strecken und gemeinsam mit Oberkörper und Kopf heben.

› Einen langen Atemzug halten und mit der linken Wange nach unten Kopf und Körper wieder ablegen.

WICHTIG

Die Schambeinfuge muss während der Fersenschläge unbedingt in Kontakt mit dem Boden bleiben, damit Sie die Lendenwirbelsäule nicht belasten.

2

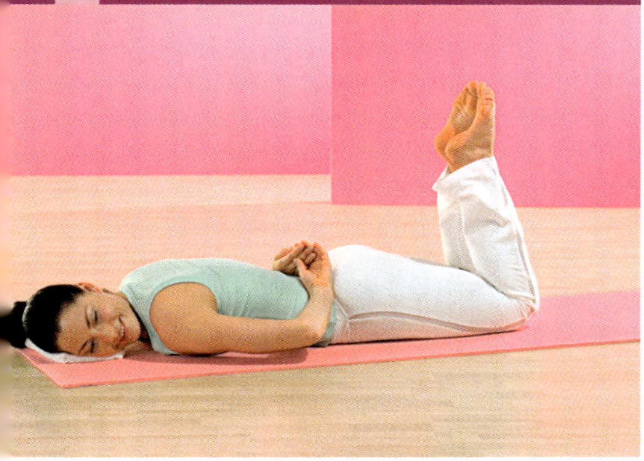

3 3-mal je Seite, immer abwechselnd

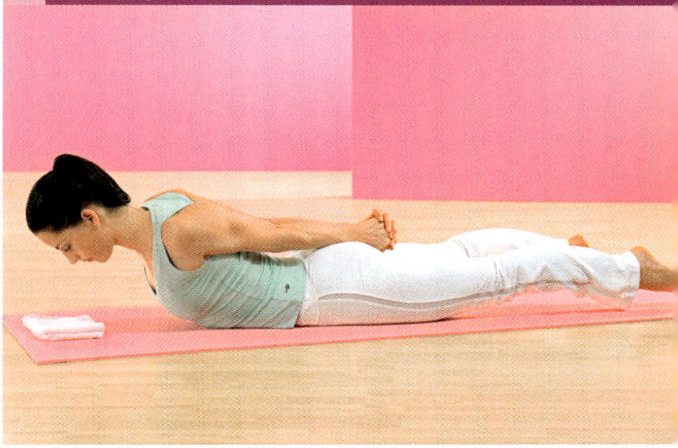

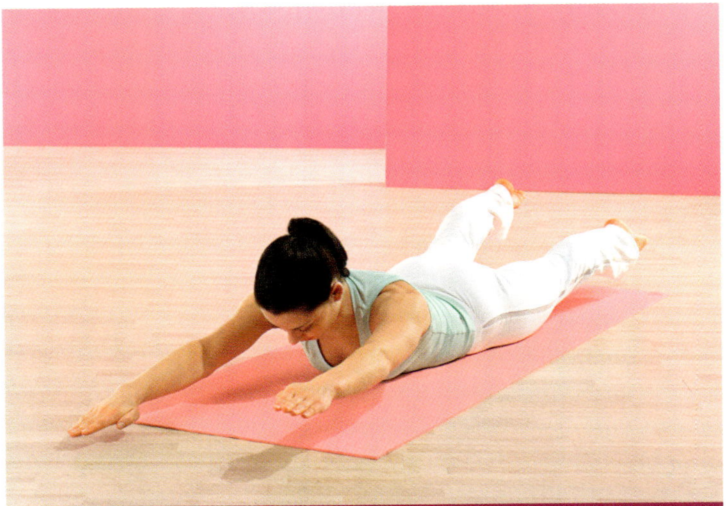

1 2-mal

Swimming

Das »Schwimmen« vereint die einzelnen Bestandteile der Stern-Varianten (Seite 82 f.) miteinander. Dadurch wird es schwieriger, aber die gesamte Rücken- und Bauchmuskulatur profitiert davon; insbesondere die Stabilisatoren werden gekräftigt.

› Gehen Sie in die Bauchlage. Arme und Beine sind nach oben und unten lang ausgestreckt.

› Atmen Sie zur Vorbereitung ein und schieben Sie auch die Hände bewusst sanft nach oben.

› Aktivieren Sie Ihr Powerhouse, ziehen Sie die Schulterblätter nach unten, geben Sie einen leichten Druck auf die ausgestreckten Füße, sodass sich die Knie strecken, und heben Sie gleichzeitig Arme, Beine und Kopf wenige Zentimeter an. Der Nacken bleibt lang, Ihr Blick ist auf den Boden gerichtet.

1 › Paddeln Sie mit lang ausgestreckten Armen und Beinen diagonal abwechselnd ruhig und präzise. Der Bauch ist dabei flach, der Rumpf durchwegs stabil und die Schultern sind nicht zu den Ohren hochgezogen.

› Zählen Sie während des Paddelns langsam von fünf rückwärts und legen Sie Arme, Beine und Kopf wieder ab.

WICHTIG

Halten Sie das Becken möglichst ruhig und die Beine lang gestreckt. Nur allzu gerne paddelt man bei dieser Übung »aus dem Knie«. Achten Sie auf stabile Schultern mit maximalem Abstand zu den Ohren!

Spine Twist

Der »Wirbelsäulen-Dreher« vereint die Aufrichtung der Wirbelsäule mit deren Verdrehung. Eine gute Übung zur Stabilisierung des Beckens und für eine aufrechte Haltung!

› Setzen Sie sich aufrecht hin. Die Beine sind lang ausgestreckt, Ihre Fersen sind weit nach unten geschoben, Sitzbeinhöcker und Füße fest mit dem Boden verbunden. Die Arme sind auf Schulterhöhe so zu den Seiten ausgestreckt, dass Sie Ihre Hände gut aus den Augenwinkeln sehen können. Der Nacken ist lang und entspannt. Stellen Sie sich vor, Ihre Wirbelsäule sei durch einen imaginären Marionettenfaden mit der Decke verbunden.

2 › Aktivieren Sie mit dem Ausatmen Ihr Powerhouse, dann beginnt Ihr Schultergürtel mit einer Drehung nach rechts. Die Schultern gehen zuerst nach rechts, dann Brustkorb und Taille – nur so weit, dass das Becken sich nicht bewegt.

› Halten Sie die Position für einen entspannten Atemzug und lösen Sie sie wieder auf.

› Halten Sie beim »Spine Twist« das Becken stabil und den Schultergürtel offen. Falls Sie mit gestreckten Beinen »hinter« den Sitzbeinhöckern sitzen, die Lendenwirbelsäule rund ist und Sie sich in der Leiste verkrampfen, ziehen Sie die Fersen etwas zu sich heran, sodass sich die Knie beugen. Führen Sie die Übung dann mit dieser Beinhaltung aus.

TIPP
Achten Sie auf eine aufrechte Haltung! Denken Sie sich Ihren Körper als Schraube, die sich ganz gerade aus einem Dübel herausdreht.

2 **3-mal je Seite**

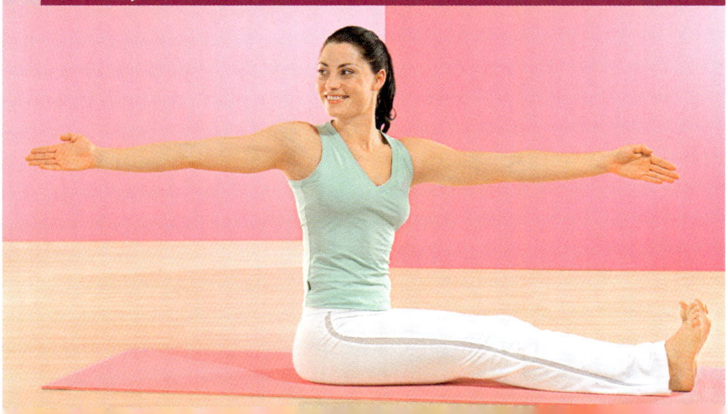

Der Körper in Balance

Teaser

Die originale »Harte Nuss« verlangt einen wirklich stabilen Rumpf und fordert den ganzen Körper heraus. Wenn Sie unter Rückenproblemen leiden oder ein starkes Hohlkreuz haben, sollten Sie die Übung vorsichtig angehen.

WICHTIG
Der Schultergürtel bleibt weit, offen und so entspannt wie möglich. Die Rundung der Wirbelsäule hilft Ihnen, Ihre Position zu halten. Spüren Sie, auch wenn die Wirbelsäule abgehoben ist, noch die Verbindung Ihres Rückens mit dem Boden.

1 › Begeben Sie sich in die Neutrale Position. Die Arme liegen entspannt seitlich neben dem Körper, die Beine sind angehoben, die Knie angewinkelt.

2 › Atmen Sie zur Vorbereitung entspannt ein. Mit dem Ausatmen aktivieren Sie Ihr Powerhouse und strecken anschließend die Beine lang nach oben aus. Lassen Sie dann die Lendenwirbelsäule mit dem Boden verschmelzen und senken Sie die Beine wieder um ein paar Zentimeter ab.

› Halten Sie Ihr Powerhouse fest, das Kinn geht zum Brustbein, der Kopf hebt sich und die Hände ziehen in Richtung Füße. Sie rollen über die Wirbelsäule bis zu einer stabilen Position hoch, sodass die gestreckten Arme und Beine gemeinsam in etwa eine Diagonale bilden.

3 › Der Bauch bleibt währenddessen flach, die Schultern sind die ganze Zeit integriert, der Nacken ist lang und die Wirbelsäule leicht gerundet. Die Beine sind gestreckt und Ihr Blick ruht auf Ihren Füßen.

› Halten Sie die Position ein bis zwei Sekunden und legen Sie Oberkörper und Beine gleichzeitig wieder ab.

VARIANTE: **Alle viere zugleich**

Beherrschen Sie die erste Version, können Sie sich noch steigern:

› Neutrale Position einnehmen. Arme und Beine sind nach unten ausgestreckt.

› Sie stabilisieren nun mit dem Ausatmen und heben dann gleichzeitig die Beine, die Arme und den Kopf. Arme und Beine führen Sie dabei in die Diagonale.

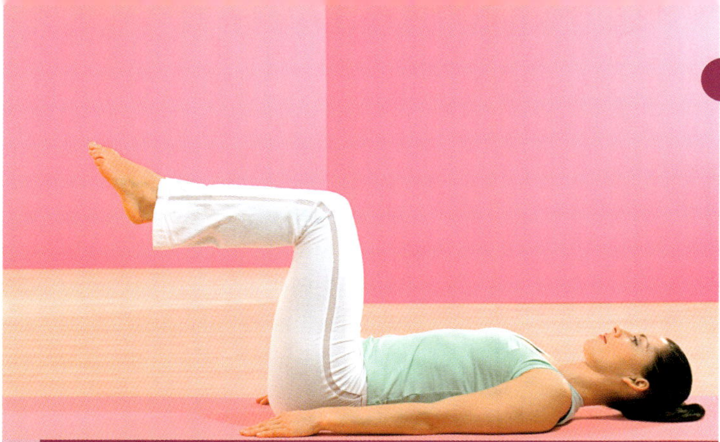

1

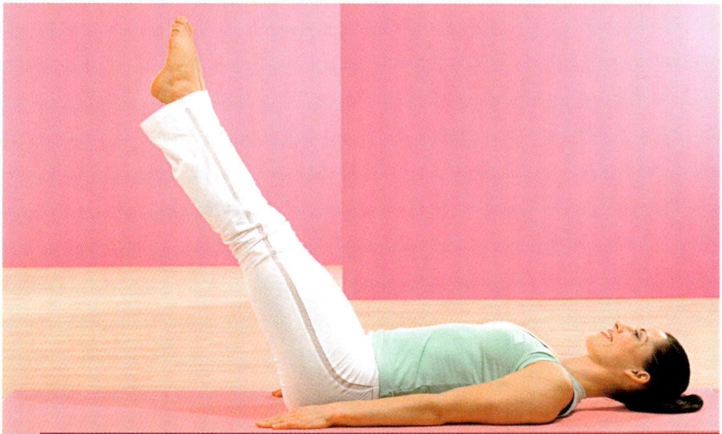

2

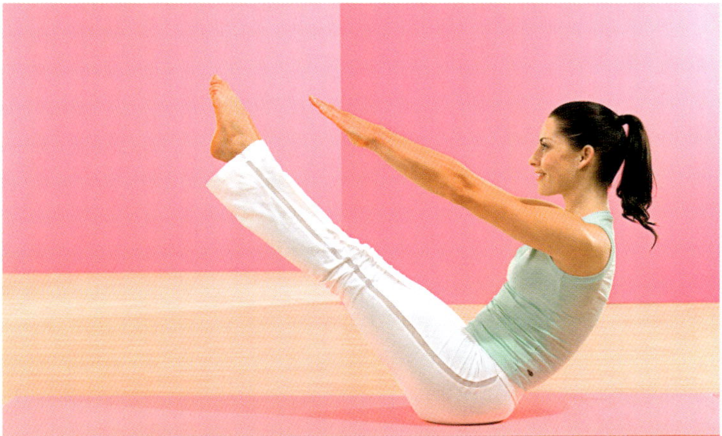

3 4-mal

TIPP

Falls Sie bei den Bauchübungen noch Spannungen im Hals verspüren, kehren Sie bitte zu den einfacheren Basisübungen zurück (»Curl-Ups«, Seite 64, »Seitliche Curl-Ups«, Seite 65, »Nasenkreise«, Seite 66), um Ihre Stabilisatoren noch einmal zusätzlich zu stärken.

Schlanke Taille, bewegliches Becken

Side Kicks Series

Die Übungsserie »Seitenschläge« stärkt den kompletten Rumpf und strafft Beine und Taille. Außerdem hilft sie, ein Gefühl für eine aufrechte Körperhaltung zu entwickeln – und das sogar im Liegen.

› Begeben Sie sich in die Seitenlage. Der untere Arm ist lang nach oben ausgestreckt, zwischen Ihrem Arm und Kopf liegt ein gefaltetes Handtuch.

1 › Die obere Hand ist vor dem Körper aufgestellt, die Schulter weit weg von den Ohren. Die Beine sind lang ausgestreckt, aber nicht in einer Linie mit der Wirbelsäule, sondern um etwa 30 Grad nach vorn geschoben.

› Die Knie ruhen aufeinander, die untere Taille ist abgehoben (schieben Sie – um das zu testen – Ihre obere Hand zwischen Taille und Boden).

2 › Aktivieren Sie mit dem Ausatmen Ihr Powerhouse und heben Sie das obere Bein so weit ab, dass es sich parallel zum Boden befindet. Bauch flach halten, die obere Schulter bewusst entspannt.

TIPP

Falls Sie Probleme haben, die Position zu halten, ziehen Sie bitte das untere Knie nach vorn und winkeln es an. Das macht die Übung einfacher. Halten Sie die Wirbelsäule dabei aber trotzdem lang.

1

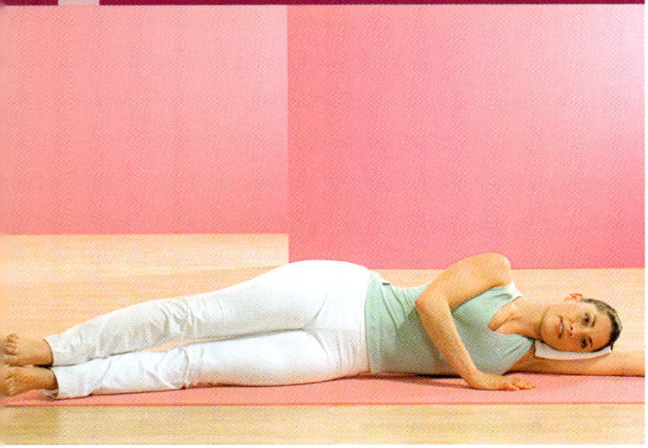

2

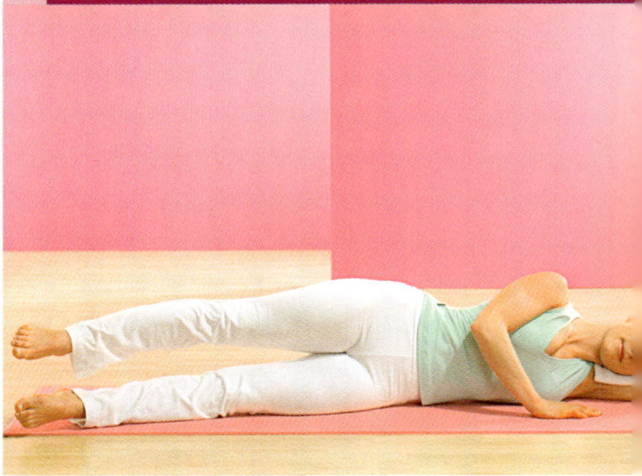

3 › Führen Sie das gestreckte Bein mit herausgeschobener Ferse parallel zum Boden so weit nach vorn, wie Sie im Rumpf komplett stabil bleiben können.

› Strecken Sie die Zehenspitzen lang aus und führen Sie das Bein immer noch in der Horizontalen so weit nach hinten, wie der Rumpf wiederum ruhig und entspannt bleiben kann. Achten Sie bei der »Side Kicks Series« darauf, dass das Bein sowohl vorn als auch hinten in der Horizontalen bleibt. Man neigt dazu, das Bein vorn zu senken und hinten zu heben. Halten Sie den Rumpf stabil in einer Linie. Bitte den Oberkörper, wenn das Bein nach vorn geht, nicht nach hinten »lehnen« und umgekehrt. Lassen Sie das Bein gestreckt und achten Sie darauf, dass das Becken nicht mit nach vorn beziehungsweise hinten schwingt.

VARIANTE: Beinkreise

› Aktivieren Sie mit dem Ausatmen Ihr Powerhouse und heben Sie das obere Bein so weit, dass es parallel zum Boden ist.
› Halten Sie den Rumpf stabil, atmen Sie entspannt weiter und zeichnen Sie mit dem gestreckten Bein Kreise in die Luft. 4 Lassen Sie die obere Beckenschaufel nicht nach hinten rollen, sondern halten Sie sie bewusst über der unteren Beckenschaufel.

TIPP

Testen Sie aus, ob die Übung intensiver oder effektiver wird, wenn Sie die obere Beckenschaufel doch einmal bewusst leicht nach vorne rollen. Wenn ja, dann die Übung in dieser Haltung wiederholen!

3 3-mal je Seite

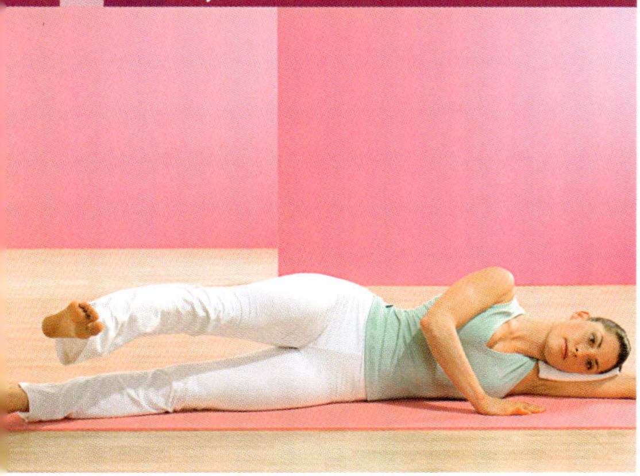

4 10-mal je Seite

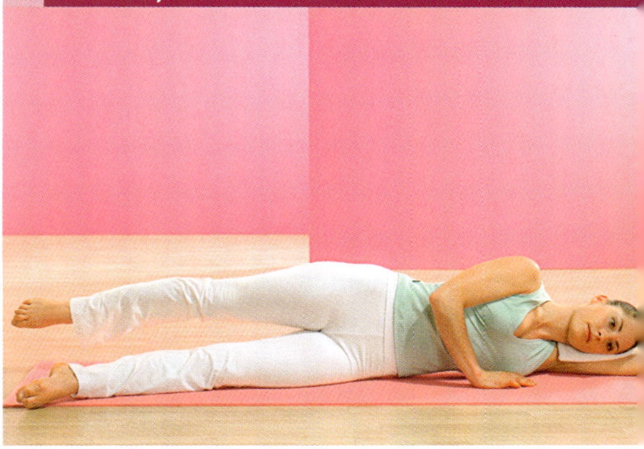

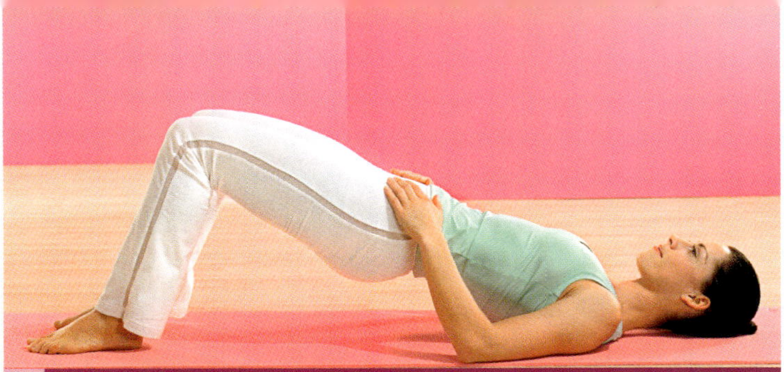

1

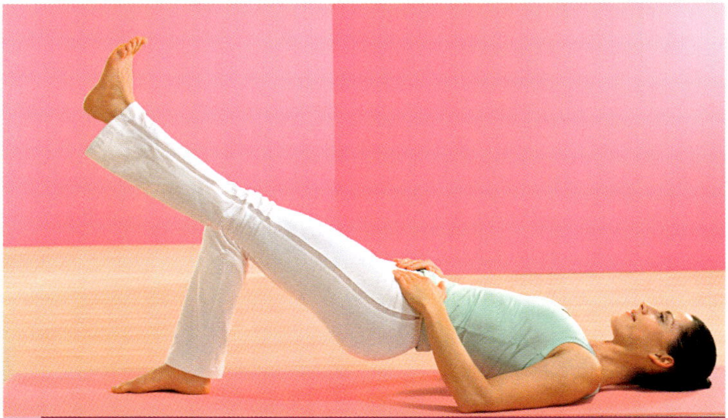

2

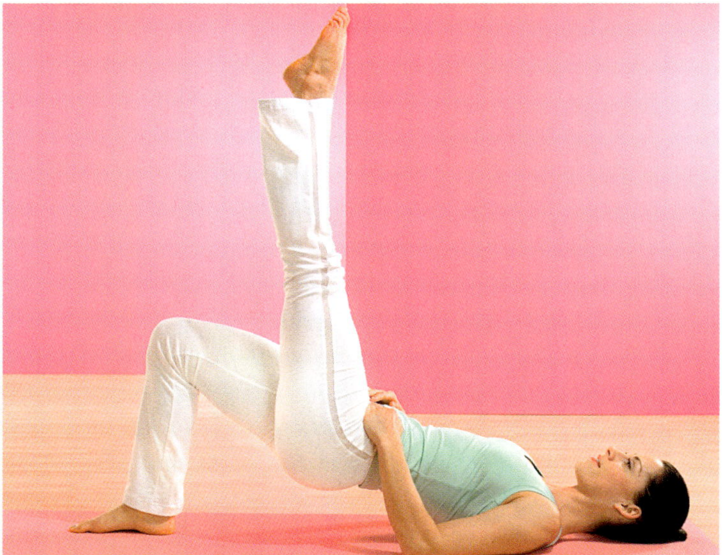

3 2-mal je Seite/3 Durchgänge

TIPP

Die Schulterbrücke beansprucht sehr stark die hinteren Oberschenkelmuskeln. Gönnen Sie Ihren Beinen deshalb anschließend eine Dehnung (Seite 60).

Shoulder Bridge

Die »Schulterbrücke« erfordert ein sehr präzises Arbeiten. Sie kräftigt Po und Oberschenkel, stabilisiert den Rumpf und mobilisiert zudem auch noch die Wirbelsäule.

› Neutrale Position einnehmen. Die Hände ruhen dabei auf den Beckenschaufeln.

1 › Aktivieren Sie mit dem Ausatmen Ihr Powerhouse, indem Sie die Sitzbeinhöcker zueinandergehen lassen. Anschließend fällt der Bauchnabel zur Wirbelsäule und dann rollt die Lendenwirbelsäule in den Boden. Das Becken hebt sich nach und nach und Sie rollen das Rückgrat Wirbel für Wirbel sauber bis zur Mitte des Brustkorbs auf.

2 › Verlagern Sie Ihr Gewicht bewusst auf den rechten Fuß und strecken Sie das linke Bein mit herausgeschobener Ferse auf Kniehöhe lang aus.

3 › Atmen Sie ein, um das gestreckte Bein mit gestrecktem Fuß zur Decke zu bringen.

› Atmen Sie aus, um das gestreckte Bein mit herausgeschobener Ferse wieder auf Kniehöhe zu senken.

› Hebe- und Senkbewegung noch einmal wiederholen.

› Führen Sie die Bewegung langsam und präzise aus, atmen Sie weich und entspannt ein und aus. Der Schultergürtel verschmilzt mit dem Boden, das Becken bleibt auf einer Höhe, den Bauch halten Sie flach.

› Dann den Fuß langsam und kontrolliert wieder aufsetzen und die Wirbelsäule wie eine Perlenkette abrollen.

› Wechseln Sie das Bein.

› Lassen Sie bei dieser Übung keine Spannung in die Schultern kriechen! Das Becken darf nicht »absinken«. Drücken Sie dafür bewusst den Standfuß in den Boden; die Hände helfen Ihnen, Ihre Position zu kontrollieren. Halten Sie eine Extraportion Atemluft im Brustkorb und damit auch Spannung fest? Lösen Sie sie auf, indem Sie durch Ausatmen das Brustbein fallen lassen.

WICHTIG

Falls Ihr Becken doch noch arg absinkt oder kippt, kehren Sie bitte zurück zur »Shoulder Bridge – Vorbereitung« (Seite 90) oder zur »Auster« (Seite 71). Beide Übungen trainieren Ihre Beckenstabilisatoren.

Starke Schultern, starkes Becken

Leg Pulls Down

Das »Bein nach unten ziehen« sorgt für die Kräftigung des Powerhouse sowie der Becken- und Schulterstabilisatoren; die Waden freuen sich über die Dehnung. Schauen Sie sich zur Erinnerung noch einmal die Vorbereitung auf Seite 91 an.

WICHTIG
Achten Sie darauf, dass Ihr Becken sich in einer Linie mit den Füßen und dem Kopf befindet und Ihr Po nicht nach oben herausragt. Halten Sie die Schultern weit und offen und die Wirbelsäule stabil zwischen den Schultern.

› Gehen Sie in den Vierfüßlerstand. Die Arme sind schulterbreit, die Beine hüftbreit aufgestellt. Ihre Wirbelsäule ist lang, Ihr Nacken gestreckt.

1 › Geben Sie einen leichten Druck auf die Handballen, sodass sich Arme und Nacken sanft strecken, während sich die Wirbelsäule hebt.

› Atmen Sie zur Vorbereitung in die unteren Rippen und aktivieren Sie mit dem Ausatmen Ihr Powerhouse.

2 › Drücken Sie den rechten Fußrücken sanft in den Boden und schieben Sie ihn nach hinten, bis sich das Bein streckt und Sie den Fußballen aufstellen können.

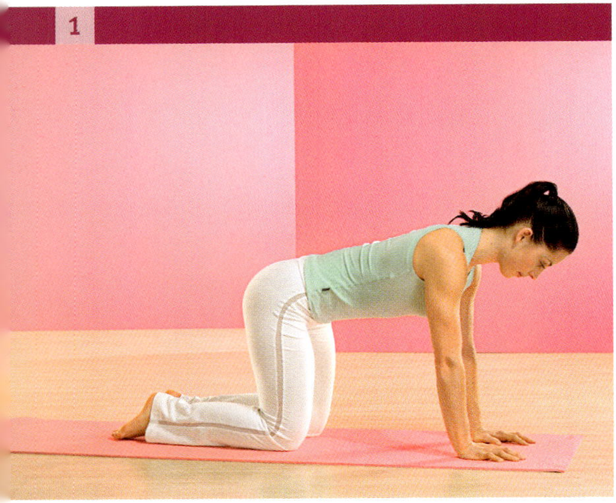

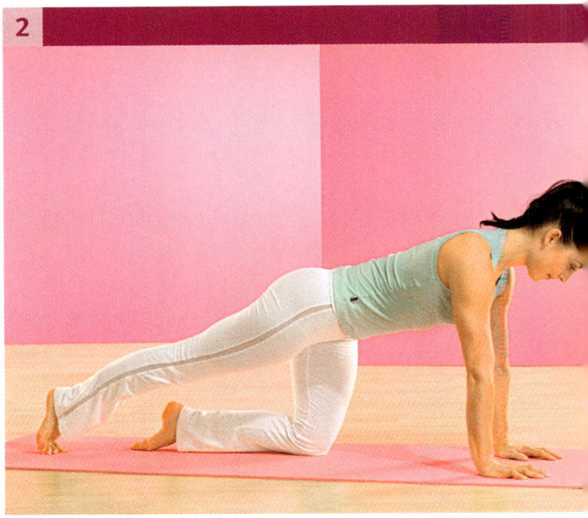

3 › Halten Sie Ihr Powerhouse fest und schieben Sie auf dieselbe Art auch das linke Bein nach unten, sodass Sie sich in der Liegestützposition befinden. Das Powerhouse ist aktiv, die Schultern sind integriert und das Becken in einer Linie mit Schultern und Fußknöcheln.

› Die Wirbelsäule sollte in der Liegestützposition auf keinen Fall durchhängen. Drücken Sie, um dies zu vermeiden, Ihre Handballen bewusst fest in den Boden und heben Sie den Nacken in Richtung Decke.

4 › Atmen Sie ein und heben Sie das rechte Bein mit gestrecktem Fuß einige Zentimeter an. Halten Sie den Bauch weiterhin flach und Ihr Gewicht mittig, die Wirbelsäule wird durch den Nacken verlängert.

› Atmen Sie aus und schieben Sie die linke Ferse möglichst weit nach unten.

› Atmen Sie wieder ein, führen Sie die linke Ferse zurück und setzen Sie den rechten Fuß wieder ab.

› Gehen Sie in die Ausgangsposition zurück und führen Sie anschließend die Übung zur anderen Seite aus.

GU-ERFOLGSTIPP

Während der Brückenposition verhilft folgender Trick zu mehr Stabilität: Drücken Sie mit dem Ausatmen bewusst die Außenkanten Ihrer Hände in den Boden, versuchen Sie Ihre Arme noch länger zu machen und spüren Sie, wie dadurch die Schulterblätter weiter auseinandergehen, Ihre Wirbelsäule mehr Raum erhält. Ihr Bauch zieht dabei automatisch nach innen.

3

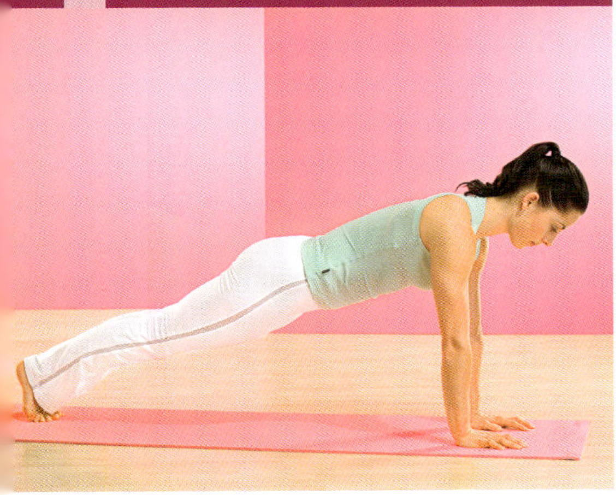

4 3-mal je Seite

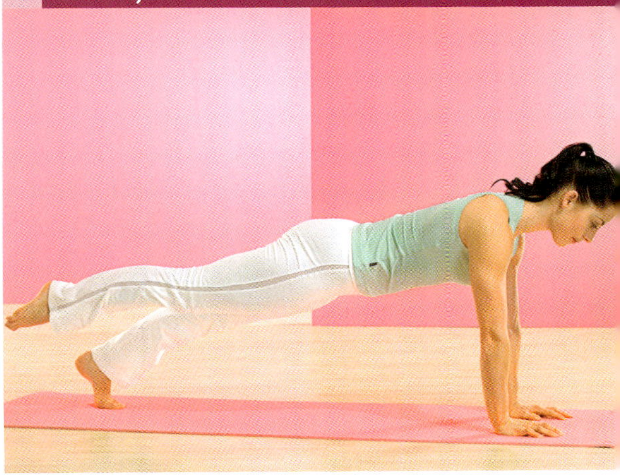

Mobile Wirbelsäule

Mermaid

Die »Meerjungfrau« ist eine wunderbare Dehnübung für die Taille. Bitte nicht ausführen, wenn Sie unter schweren Knieproblemen leiden. Wichtig ist während des gesamten Ablaufs die Aufrichtung der Wirbelsäule, denn nur dann erreichen Sie eine möglichst effektive Dehnung der Taillenmuskulatur .

TIPP
Eine kleine gedankliche Hilfe, damit sich Ihre Schultern während der Übung nicht Richtung Ohren schieben: Stellen Sie sich vor, sie seien durch ein dickes Gummiband mit dem Becken verbunden.

› Sie sitzen aufrecht. »Falten« Sie beide Füße neben der linken Gesäßhälfte. Ihre linke Hand umfasst den linken Knöchel.

1 › Atmen Sie zur Vorbereitung ein, heben Sie den rechten Arm lang zur Decke, aktivieren Sie Ihr Powerhouse und führen Sie den rechten Arm in einer flüssigen Bewegung nach links in die Diagonale, sodass Sie eine leichte Dehnung erhalten.

› Atmen Sie entspannt weiter und verstärken Sie mit dem nächsten Ausatmen die Dehnung etwas, indem Sie sich mit der linken Hand am Knöchel leicht zur linken Seite ziehen.

› Kehren Sie langsam zurück zur Ausgangsposition.

2 › Setzen Sie nun die rechte Hand mit etwas Abstand zum Becken auf dem Boden auf. Die linke Hand fließt zur Decke.

3 › Geben Sie Gewicht auf den rechten Arm und verstärken Sie die Diagonale nach rechts, bis der rechte Unterarm auf dem Boden aufliegt und Sie eine leichte Dehnung im linken Brustkorb verspüren. Die Position kurz halten. Intensivieren Sie die Dehnung, indem Sie ganz sanft Ihren rechten Sitzhöcker in den Boden drücken.

› Bringen Sie nun Druck auf die rechte Hand, sodass sich der Arm wieder streckt, und kehren Sie dann langsam zur Ausgangsposition zurück.

› Wiederholen Sie die Übung und wechseln Sie dann die Seite. Auch hier können Sie die Dehnung verstärken, indem Sie nun aber den linken Sitzhöcker sanft zu Boden sinken lassen. Der Bauch bleibt flach, der Nacken lang und die Schultern während der ganzen Übung weit und offen.

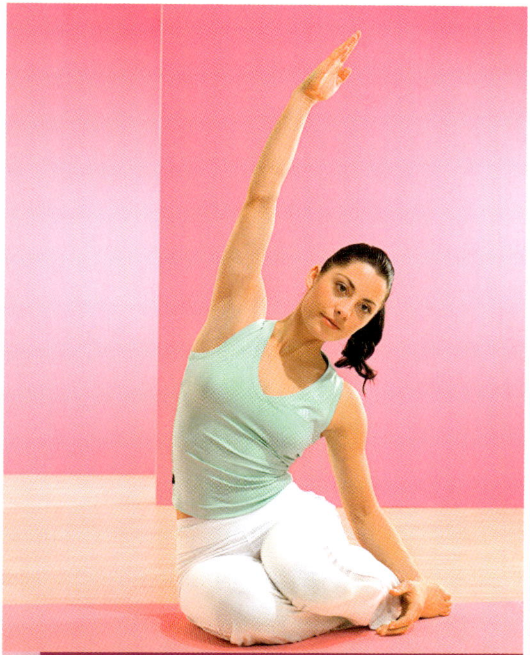

1

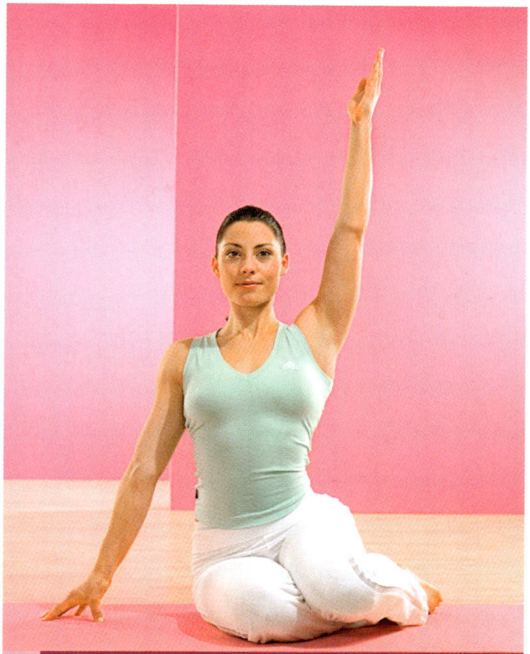

2

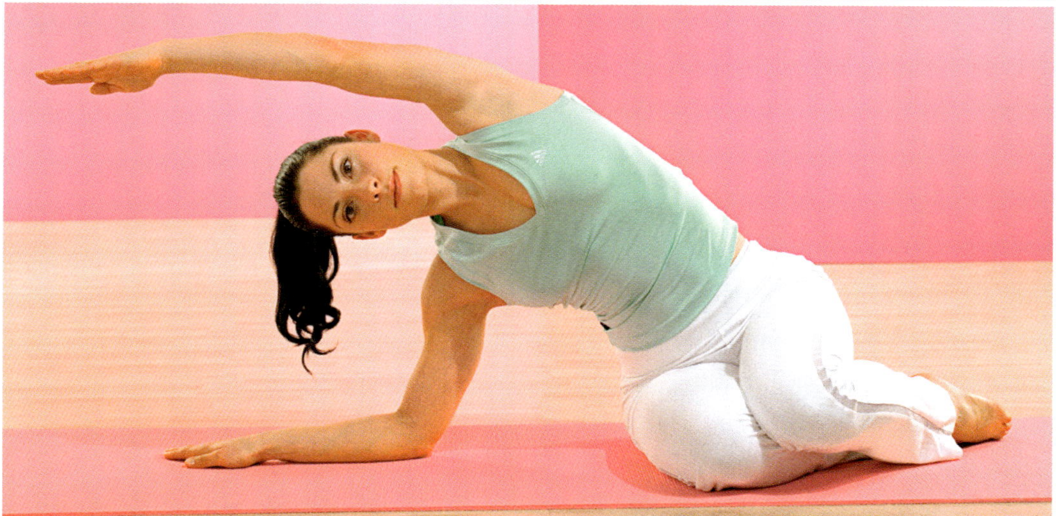

3 2-mal je Seite

Corkscrew

Der »Korkenzieher« ist eine Übung, die ein stabiles Powerhouse erfordert und zugleich die stabilisierenden Rumpfmuskeln herausfordert. Zugleich massiert er sanft die Lendenwirbelsäule und trainiert effektiv die schrägen Bauchmuskeln.

WICHTIG

Falls es Ihnen schwerfällt, die Beine zur Decke ausgerichtet zu halten und gleichzeitig im Schultergürtel locker zu bleiben, führen Sie die Übung mit leicht gebeugten Beinen durch. Und: Heben Sie jeweils eine Pobacke nur dann vom Boden ab, wenn Sie dies in der Lendenwirbelsäule auch wirklich halten können.

› Nehmen Sie die Neutrale Position ein. Beine anheben, Knie anwinkeln. Kopf und Schultergürtel ruhen entspannt auf dem Boden. Die Arme – mit etwas Abstand zum Rumpf – ebenso.

› Atmen Sie vorbereitend ein, aktivieren Sie mit dem Ausatmen Beckenboden und Bauch, strecken Sie die Beine lang zur Decke aus. Die Lendenwirbelsäule sinkt dabei in den Boden.

1 › Halten Sie den Bodenkontakt durch ein aktives Powerhouse. Und beschreiben Sie mit geschlossenen Beinen große Kreise, deren Mittelpunkt Ihr Becken bildet.

› Atmen Sie entspannt weiter, halten Sie die Schultern locker und führen Sie ganz ruhig die Bewegung aus.

1 5-mal je Richtung

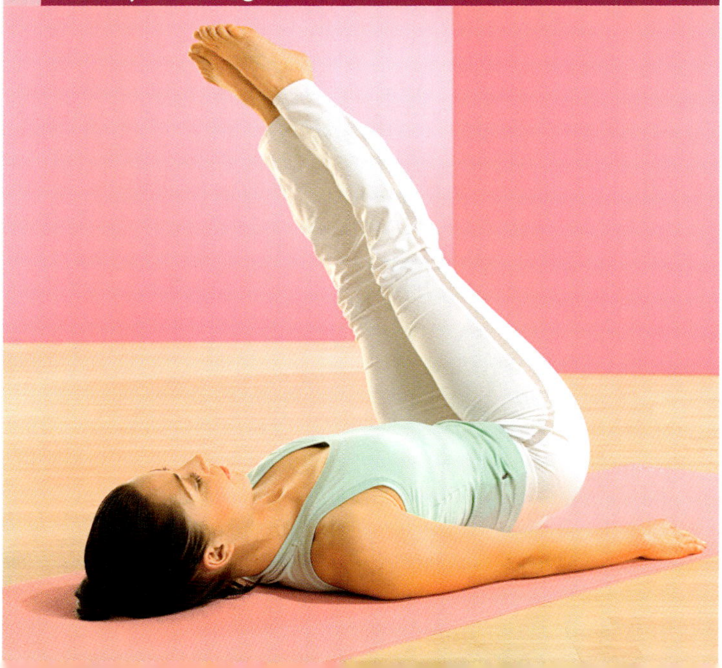

Sachregister

Übungsregister

Bücher, die weiterhelfen

› Franklin, Eric: Locker sein macht stark. Wie wir durch Vorstellungskraft beweglich werden. Kösel Verlag, München

› Pilates, Joseph H.; Miller, William John; Robbins, Judd: Pilates' Return to Life Through Contrology. Presentation Dynamics Inc.

› Urla, Jonathan: Yogilates. Das Kombiprogramm aus Yoga und Pilates. Fit, schlank und beweglich. Goldmann Verlag, München

Bücher aus dem GRÄFE UND UNZER VERLAG

› Bimbi-Dresp, Michaela: Das große Pilates-Buch.

› Korte, Antje und Marckhgott, Barbara: Pilates-Box. 40 Übungskarten plus Begleitbuch mit Übungsprogrammen.

› Kuhnert, Christin: Superbody mit Pilates.

› Marckhgott, Barbara: Pilates. Schön, stark und beweglich. Buch plus 5 angeleitete Übungsprogramme auf Audio-CD.

› Trökes, Anna: Das große Yoga-Buch. Das moderne Standardwerk zum Hatha-Yoga.

› Trökes, Anna: Yoga. Mehr Energie und Ruhe. Buch plus Audio-CD

CDs, Videos und DVDs zum Training

› Geweniger, Verena: Yoga Pilates. DVD-Video. Mit Begleitbuch. (S. Toeche-Mittler)

› Karven, Ursula: Power Yoga. DVD. (VCL Film+Medien AG)

› Robinson, Lynne: Body Control. Die Pilates Methode. Das vollständige Konditionstrainingsprogramm zur Straffung und Kräftigung Ihres Körpers. Videokassette. (Warner Music Group Germany)

› Robinson, Lynne: Die Pilates Methode. Weekly Workout. Die Pilates-Methode für zu Hause. Machen Sie das Beste aus Ihrem Körper. Videokassette. (Warner Music Group Germany)

› Rowell; Geoff: Musik für Pilates. CD. (DA Music/ Deutsche Austrophon)

Adressen, die weiterhelfen

Auskunft über Trainer in Ihrer Nähe, auch in Österreich und in der Schweiz, Informationen über Pilates und Lehrerausbildungen erhalten Sie bei den folgenden Organisationen:

Body Control Pilates
35 Little Russell Street,
Covent Garden
London WC1A 2HH
Großbritannien
www.bodycontrol.co.uk

Pilates Method Alliance
P.O. Box 370906
Miami, Florida 33137-0906
USA
www.pilatesmethodalliance.org

Pilates Polestar GmbH
Krefelder Str. 18
50670 Köln
www.pilatespolestar.de

Stott-Pilates
2200 Yonge Street,
Suite 500
Toronto, Ontario
Kanada M4S 2C6
www.stottpilates.com

TaMeD – Tanzmedizin Deutschland e. V.
An der Maitanne 36
64295 Darmstadt
www.tamed.de
(keine Pilates-Organisation, führt aber auch eine Therapeuten-Liste)

Deutscher Pilates Verband e. V.
Alte Darmstädter Str. 12 A
64367 Mühltal/Trautheim
www.pilates-verband.de

Kontakt zur Autorin

Antje Korte
einklang – Studio für ganzheitliche Körperarbeit
Schweizer Str. 54
46562 Voerde
www.pilates-deutschland.info
antjekorte@web.de

Dank der Autorin

Herzlicher Dank an Irmela Sommer, Monika Rolle, Petra Bachmann und Anja Schmidt für die hervorragende Zusammenarbeit, die Modelle und das Team von Tom Roch für die tollen Fotos. Tausend Dank auch an meine Familie, dafür dass ihr mich unterstützt und entbehrt habt! My dearest thanks to Mr. Nat Horne, who showed me the mystery of good bodywork, precise alignment and isolation, who taught me that a good teacher sees the jewel in each of his students and always has a nice word for everyone. Thank you so much Nat, that you believed in me and that you taught me to believe in myself, too. That was so important to me!

Impressum

ISBN 978-3-8338-0644-5

1. Auflage 2007

Umwelthinweis

Dieses Buch wurde auf chlorfrei gebleichtem Papier gedruckt.

GRÄFE UND UNZER

Ein Unternehmen der
GANSKE VERLAGSGRUPPE

100 JAHRE GANSKE VERLAGSGRUPPE

Programmleitung: Ulrich Ehrlenspiel
Redaktion: Anja Schmidt
Lektorat: Petra Bachmann
Bildredaktion: Henrike Schechter
Umschlaggestaltung und Innenlayout: independent Medien-Design, Claudia Hautkappe
Herstellung: Petra Roth
Satz: Christopher Hammond, München
Reproduktion: Repro Ludwig, Zell am See
Druck: Firmengruppe APPL, aprinta druck, Wemding
Bindung: Firmengruppe APPL, sellier druck, Freising

Bildnachweis:

Fotoproduktion: Tom Roch
Weitere Fotos:
I. C. Rapoport: S. 11;
Corbis: S. 13;
a-life: S. 23
Illustrationen:
Heidemarie Vignati

Für die freundliche Unterstützung der Fotoproduktion ein Dankeschön an:
Sport Scheck, München;
USA Pro, München

Wichtiger Hinweis

Die Informationen in diesem Buch stellen die Erfahrung bzw. Meinung der Verfasserin dar. Sie wurden von ihr nach bestem Wissen erstellt und mit größtmöglicher Sorgfalt geprüft. Alle Übungen wurden sorgfältig danach ausgewählt, wie sie sich im Studio bewährt haben. Sie sind für Menschen mit normaler Konstitution geeignet. Es liegt jedoch in der Verantwortung der Leserinnen und Leser zu entscheiden, wie häufig sie eine Übung ausführen oder ob sie sich gegen eine Übung entscheiden. Lassen Sie sich in allen Zweifelsfällen zuvor durch einen Arzt oder Therapeuten beraten! Weder Autorin noch Verlag können für eventuelle Nachteile oder Schäden, die aus den im Buch gegebenen praktischen Hinweisen resultieren, eine Haftung übernehmen.

Die GU-Homepage finden Sie unter www.gu-online.de

Liebe Leserin und lieber Leser,

wir freuen uns, dass Sie sich für ein GU-Buch entschieden haben. Mit Ihrem Kauf setzen Sie auf die Qualität, Kompetenz und Aktualität unserer Ratgeber. Dafür sagen wir Danke! Wir wollen als führender Ratgeberverlag noch besser werden. Daher ist uns Ihre Meinung wichtig. Bitte senden Sie uns Ihre Anregungen, Ihre Kritik oder Ihr Lob zu unseren Büchern. Haben Sie Fragen, oder benötigen Sie weiteren Rat zum Thema? Wir freuen uns auf Ihre Nachricht!

GRÄFE UND UNZER VERLAG

Leserservice
Postfach 86 03 13
81630 München

Wir sind für Sie da!

Montag–Donnerstag:	8.00–18.00 Uhr
Freitag:	8.00–16.00 Uhr

Tel.: 0180-5005054*
Fax: 0180-5012054*

*(0,14 €/Min. aus dem dt. Festnetz)

E-Mail: leserservice@graefe-und-unzer.de

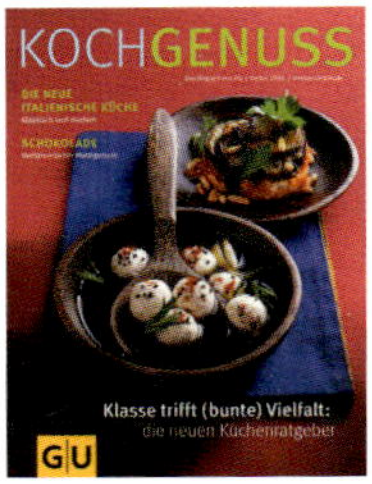

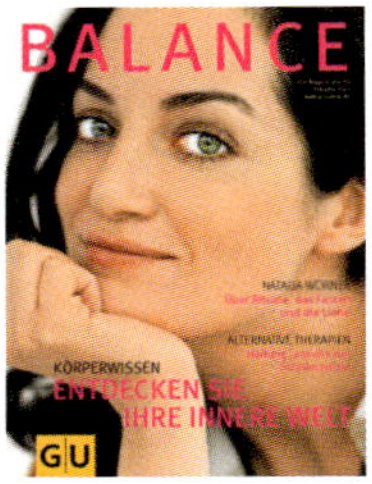

Wollen Sie noch mehr Aktuelles von GU erfahren, dann abonnieren Sie doch unseren kostenlosen GU-Online-Newsletter und/oder unsere kostenlosen Kundenmagazine.

Unsere Garantie

Alle Informationen in diesem Ratgeber sind sorgfältig und gewissenhaft geprüft. Sollte dennoch einmal ein Fehler enthalten sein, schicken Sie uns das Buch mit dem entsprechenden Hinweis an unseren Leserservice zurück. Wir tauschen Ihnen den GU-Ratgeber gegen einen anderen zum gleichen oder einem ähnlichen Thema um.

GRÄFE UND UNZER

Ein Unternehmen der
GANSKE VERLAGSGRUPPE

GU RATGEBER GESUNDHEIT

GU PLUS Folder zum Buch

Pilates

Das Drei-Stufen-Programm

ANTJE KORTE

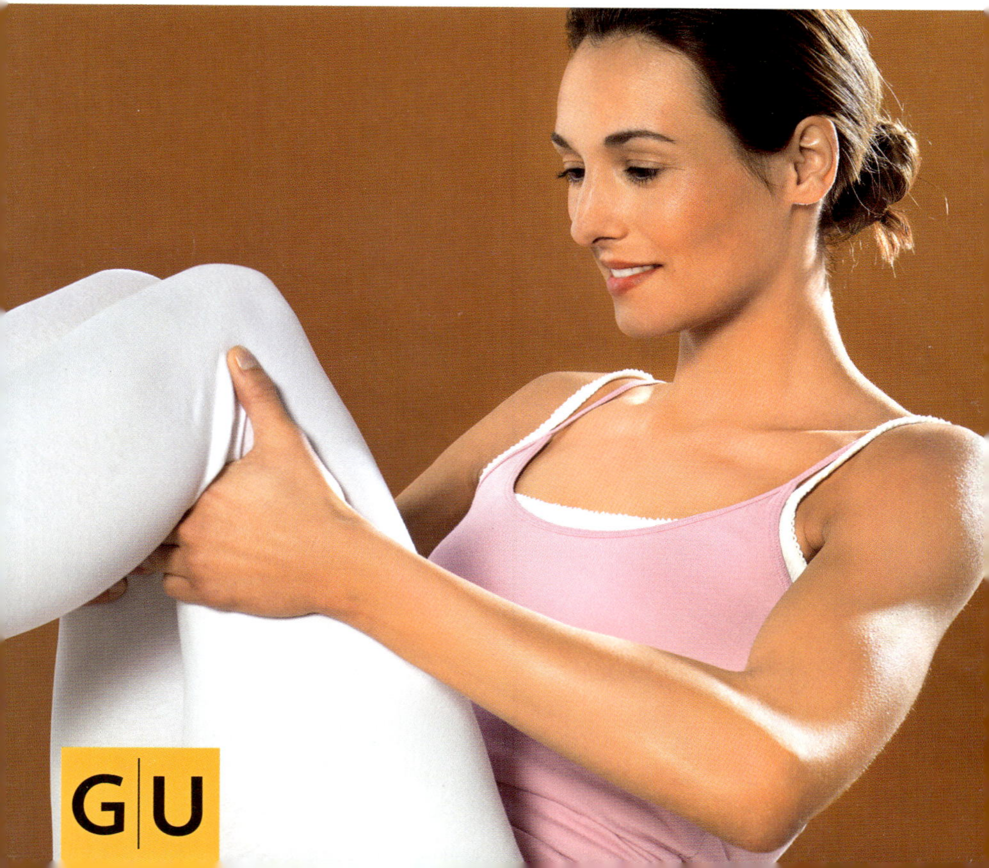

GU

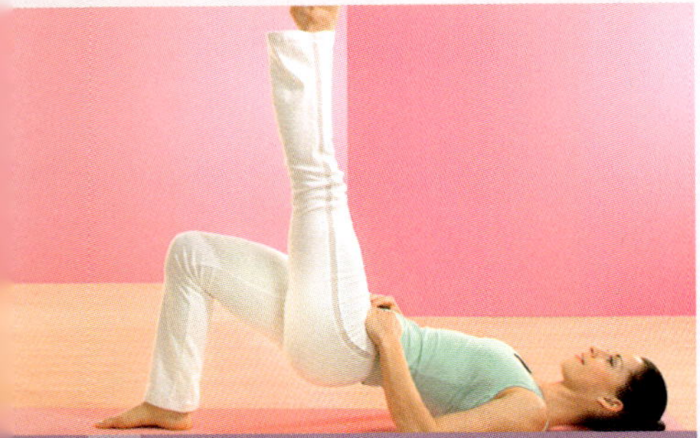

9 6-mal je Seite, immer abwechselnd

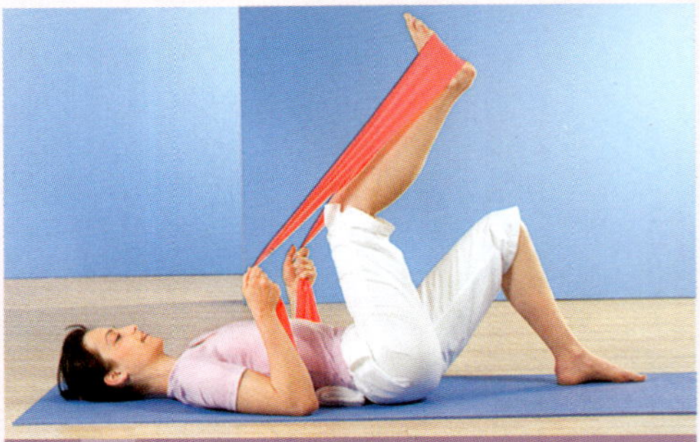

10 1-mal je Seite

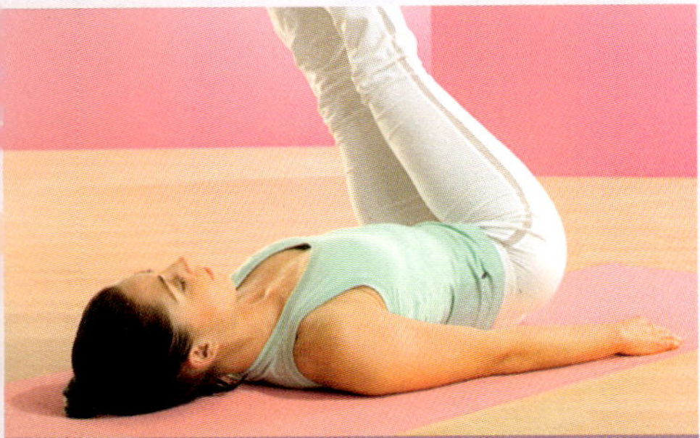

11 5-mal je Richtung

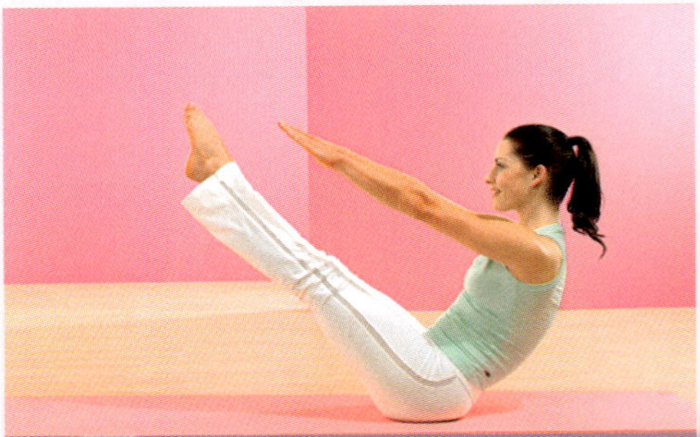

12 4-mal

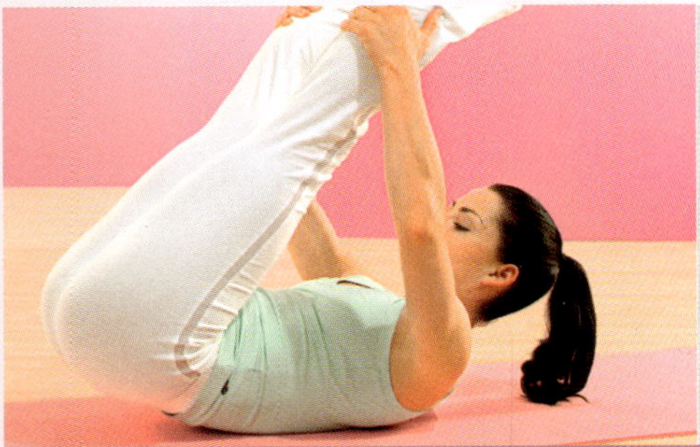

13 5-mal

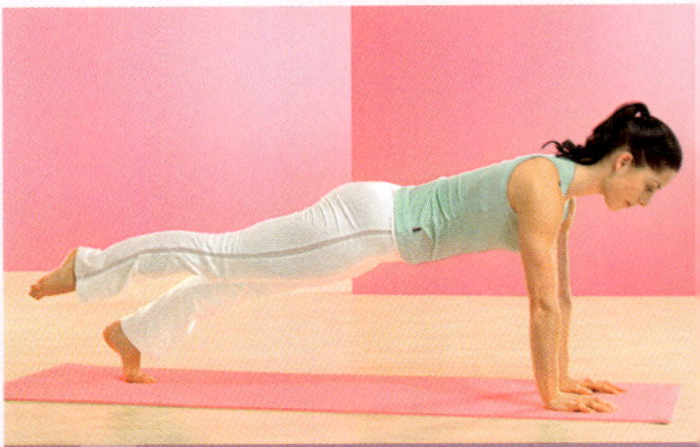

14 3-mal je Seite

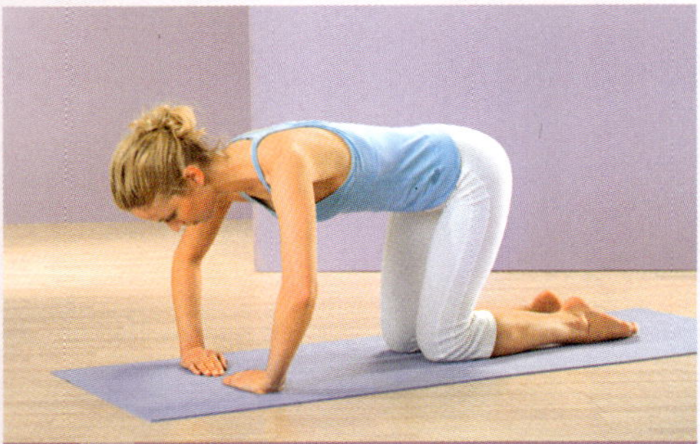

15 5- bis 10-mal

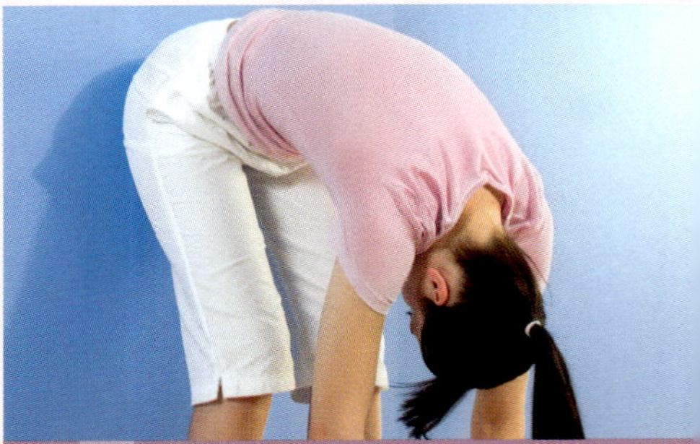

16 4-mal

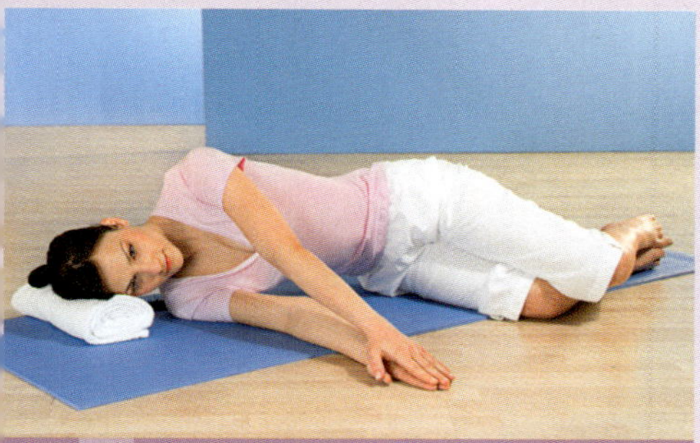

1 4- bis 5-mal je Seite

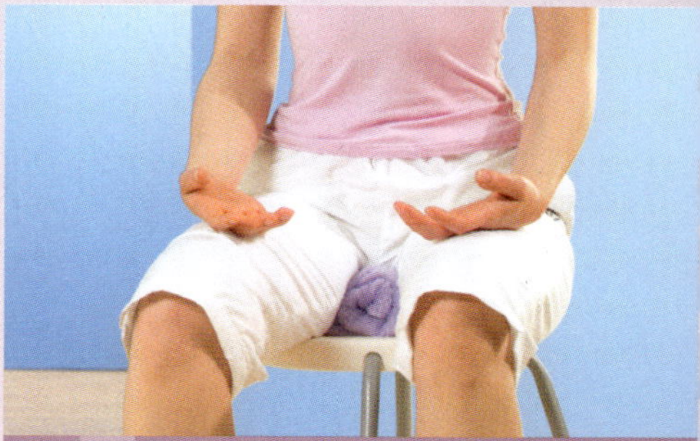

2 5-mal

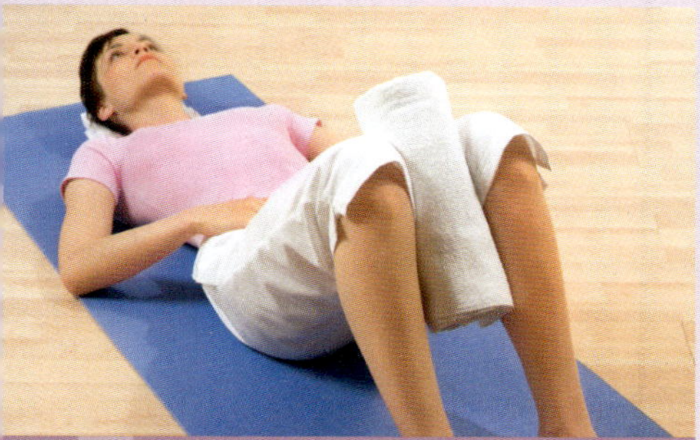

3 5-mal

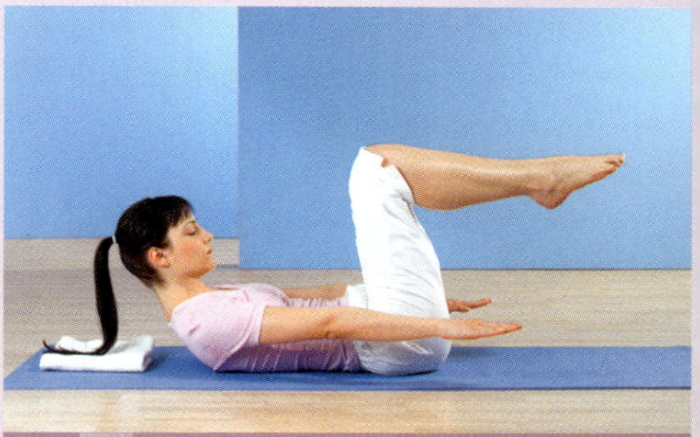

4 3- bis 4-mal

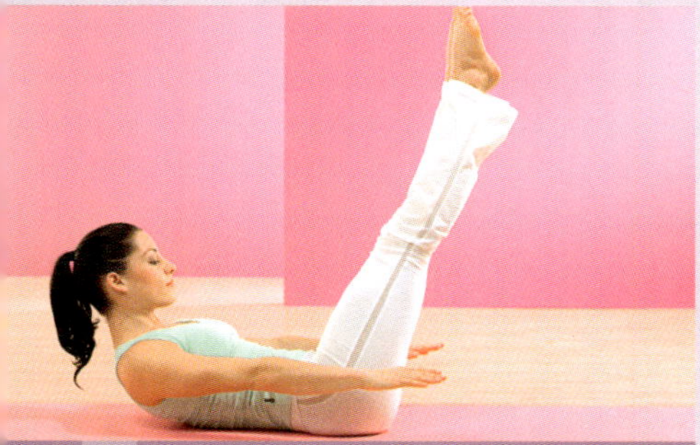

5 je 5-mal, max. 20 Sätze

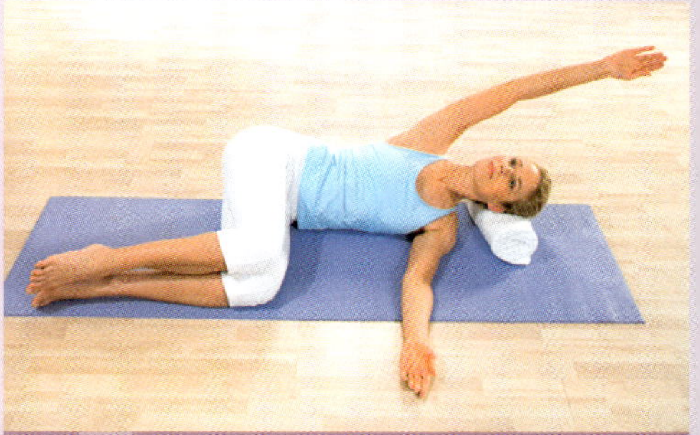

6 2-mal je Seite

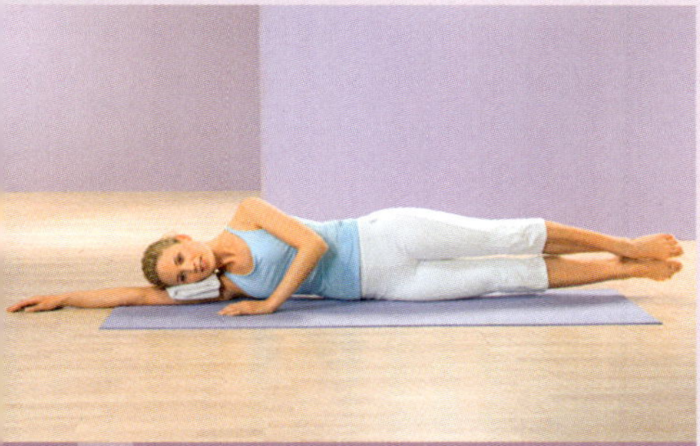

7 4-mal je Seite

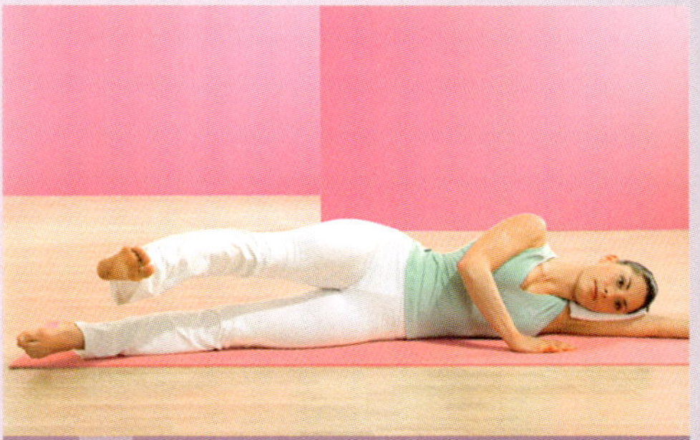

8 3-mal je Seite

Übungsprogramme

Das Training nach Pilates ist variabel und vielfältig einsetzbar. Auf diesem GU-Folder finden Sie drei Übungsprogramme, die auf unterschiedliche Bedürfnisse zugeschnitten sind:

- Ein starkes, gesundes und belastbares Kreuz verschafft Ihnen das **Rücken-Workout**.
- Zum Relaxen, auch mal zwischendurch, ist das **Entpannungs-Workout** ideal. Lassen Sie einfach den Stress des Tages hinter sich.
- Wenn Sie gezielt an den weiblichen Problemzonen arbeiten möchten, bietet sich das **Bauch-Oberschenkel-Po-Workout** an.

---

3 Farben – 3 Level

An der Farbe des Bild-Hintergrunds und der Gymnastikmatten können Sie übrigens leicht erkennen, welchen Fitnesslevel Sie für die jeweilige Pilates-Übung brauchen:

- Hellblau = Einsteiger
- Flieder = Mittelstufe
- Pink = Fortgeschrittene

Wenn Sie den Level noch nicht erreicht haben, lassen Sie die betreffende Übung einfach weg!

Rücken-Workout

Dieses Übungsprogramm kräftigt die Rückenmuskulatur und beugt so Beschwerden gezielt vor. Denn Kreuzschmerzen müssen nicht sein!
Dauer: etwa 45 Minuten

1 Nacken-Dehnung (Seite 73)
2 Nasenkreise (Seite 66)
3 Armkreise (Seite 44)
4 Massage für Kreuzbein und Lendenwirbelsäule (Seite 45)
5 Powerhouse-Aktivierung (Seite 52 f.)
6 Feldenkrais-Rotation (Seite 46)
7 Kreidekreise (Seite 75)
8 Torpedo (Seite 89)
9 Wirbelsäule aufrollen (Seite 59)
10 Roll-Ups And -Downs (Seite 96 f.)
11 Hüfte rollen (Seite 58)
12 Curl-Ups (Seite 64)
13 Seitliche Curl-Ups (Seite 65)
14 Dehnung Hüftbeuger (Seite 62)
15 Dehnung Rückenstrecker (Seite 63)
16 Shoulder Bridge – Vorbereitung (Seite 90)
17 Dehnung hintere Oberschenkelmuskeln (Seite 60)
18 Die Katze (Seite 86)
19 Das Nadelöhr (Seite 87)
20 Leg Pulls Down – Vorbereitung (Seite 91)
21 Beckenschaukel (Seite 47)
22 Nacken strecken (Seite 68)
23 Der Pfeil (Seite 69)
24 Päckchen (Seite 83)

Bauch-Oberschenkel-Po-Workout

Das Übungsprogramm für die Bikini-Figur. Es stärkt die Muskeln und sorgt damit für schöne Formen und straffe Konturen.
Dauer: etwa 35–40 Minuten

1. Feldenkrais-Rotation (Seite 46)
2. Beckenboden-Aktivierung (Seite 51)
3. Kissendrücken (Seite 70)
4. Schienbeinpresse (Seite 53)
5. The Hundreds III (Seite 95)
6. Kreidekreise (Seite 75)
7. Torpedo (Seite 89)
8. Side Kicks Series (Seite 114 f.)
9. Shoulder Bridge (Seite 117)
10. Dehnung hintere Oberschenkelmuskeln (Seite 60)
11. Corkscrew (Seite 122)
12. Teaser (Seite 112)
13. Open Leg Rocker (Seite 106 f.)
14. Leg Pulls Down (Seite 118 f.)
15. Der trinkende Löwe (Seite 88)
16. Das Rad (Seite 73)

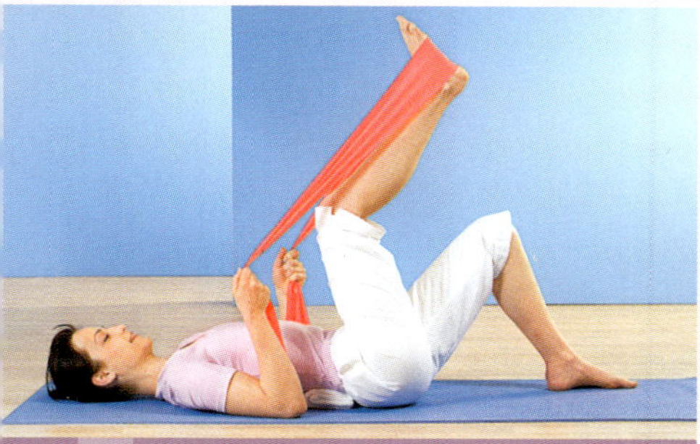

9 1-mal je Seite

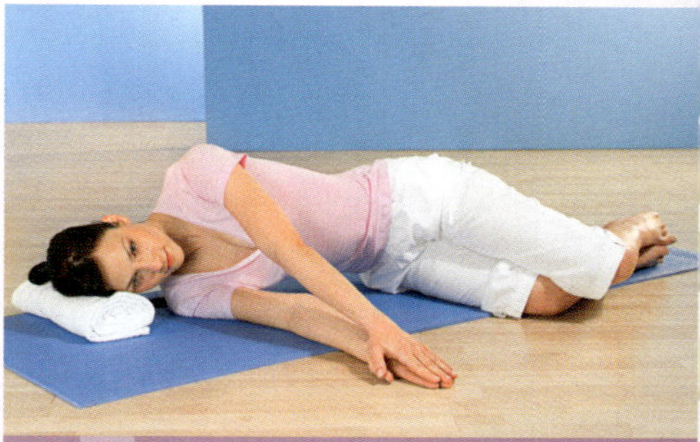

10 4- bis 5-mal je Seite

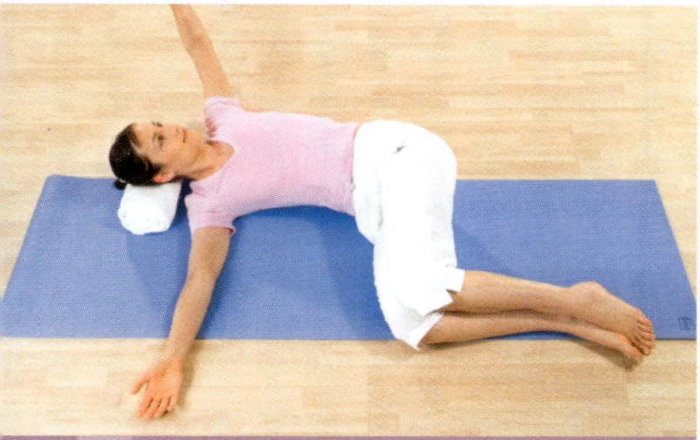

11 3-mal je Seite

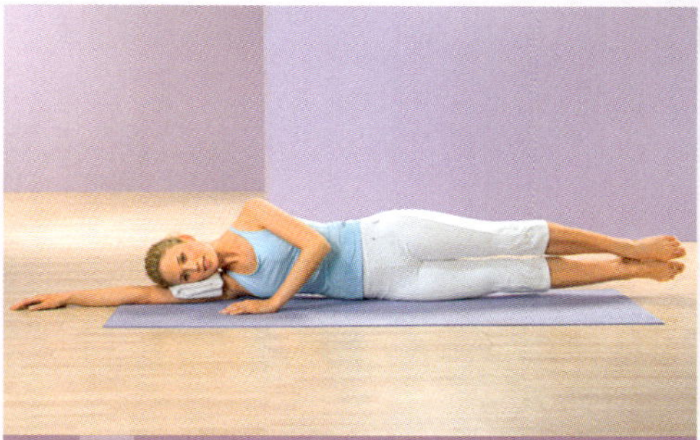

12 4-mal je Seite

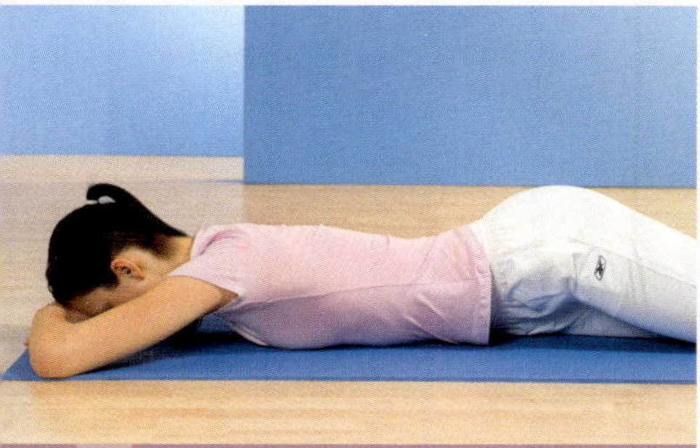

13 2- bis 3-mal je Seite

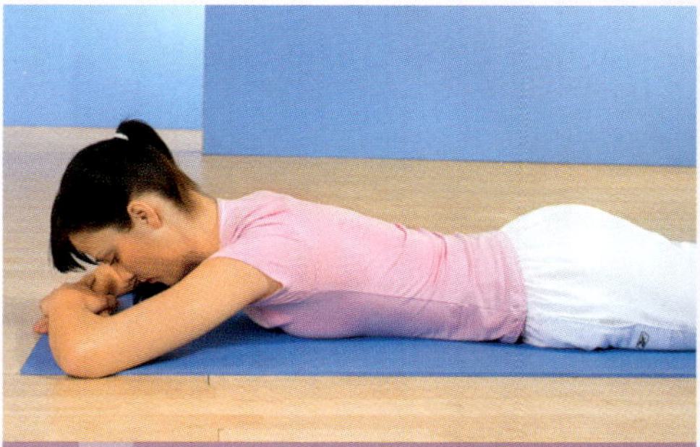

14 6- bis 7-mal

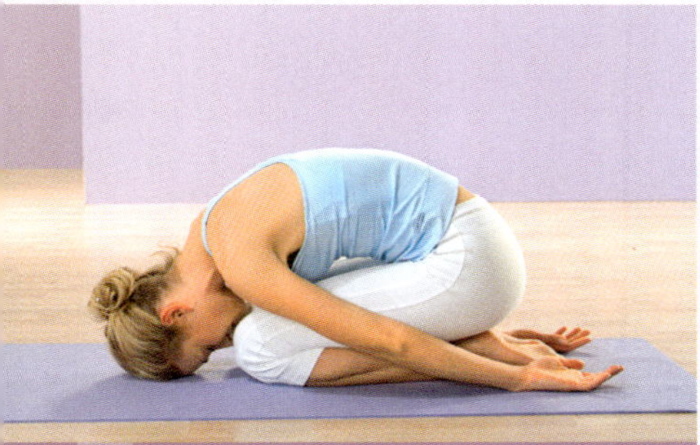

15 1-mal

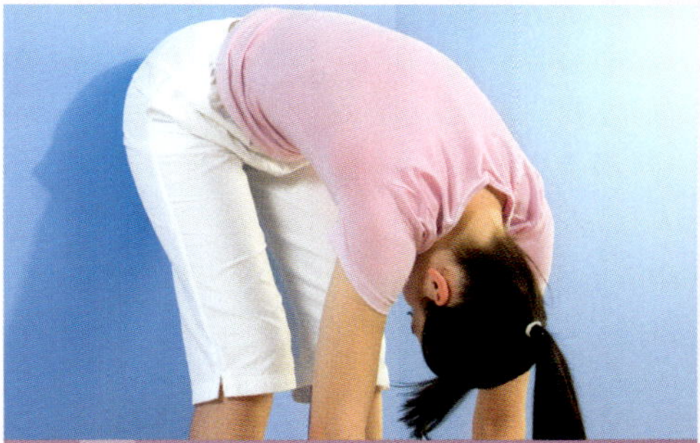

16 4-mal

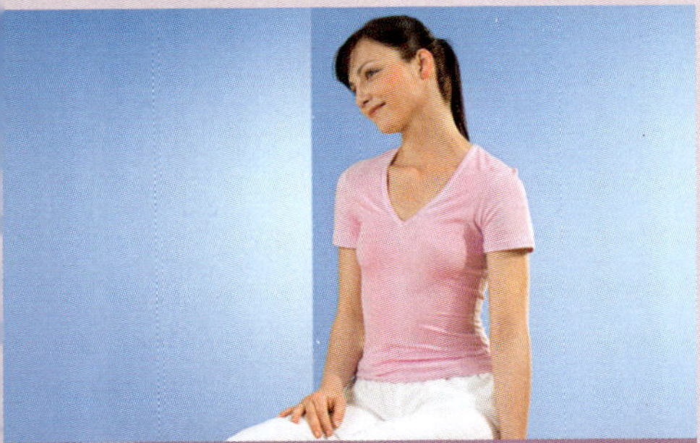

1 1-mal je Seite

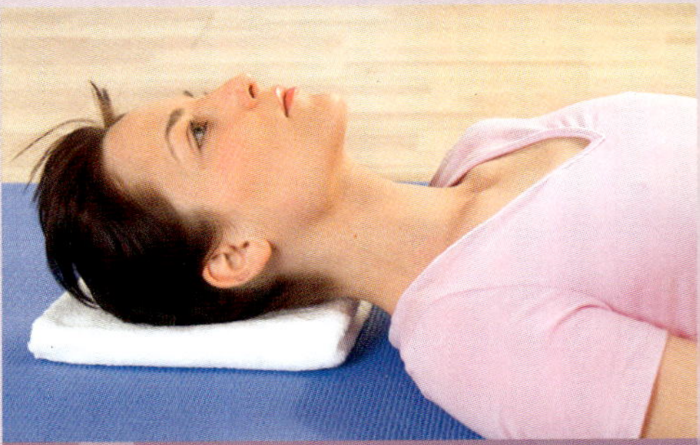

2 5- bis 10-mal

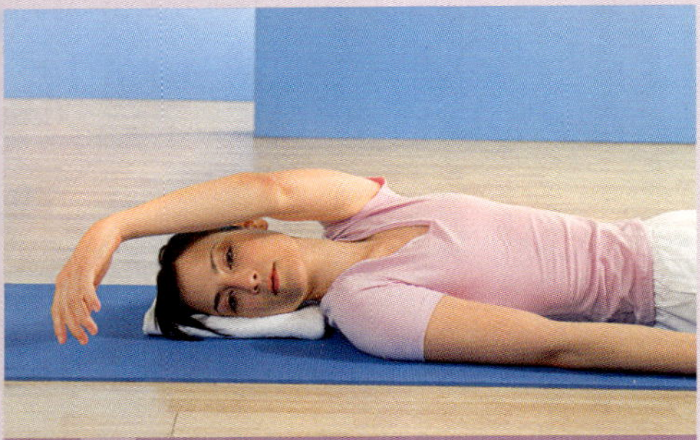

3 4- bis 5-mal je Seite

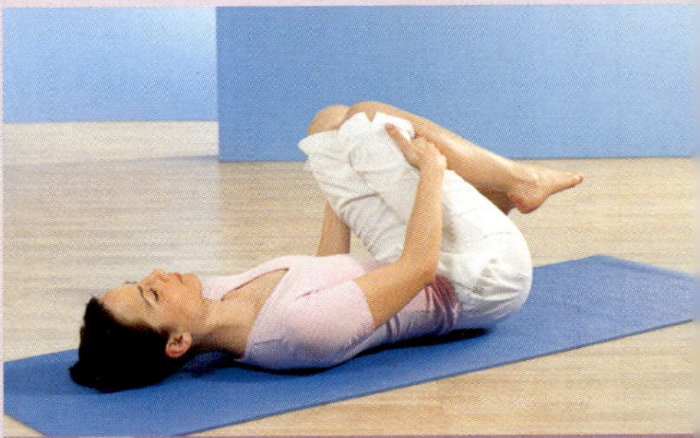

4 4- bis 5-mal je Seite

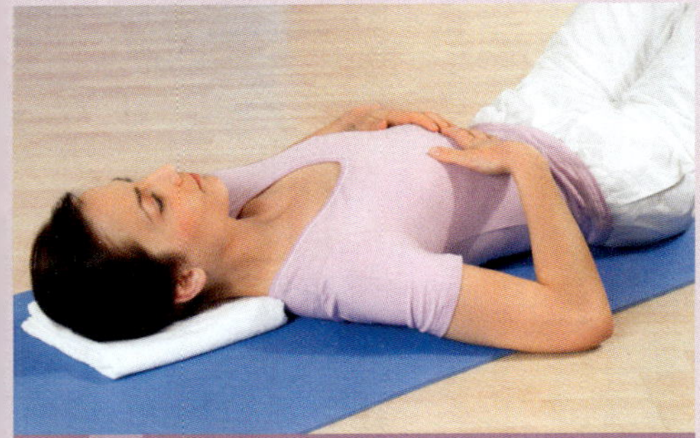

5 6- bis 7-mal

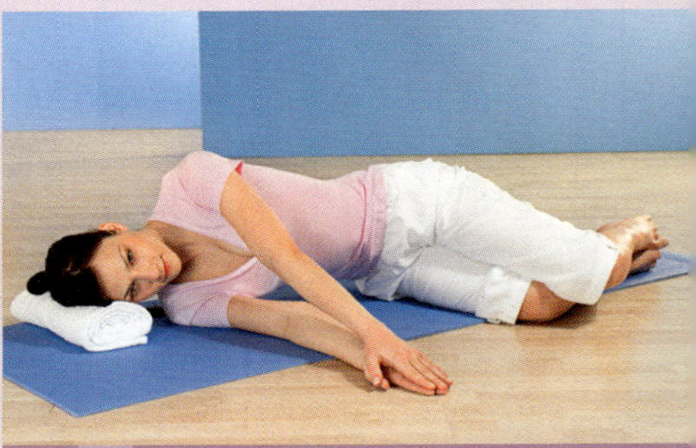

6 4- bis 5-mal je Seite

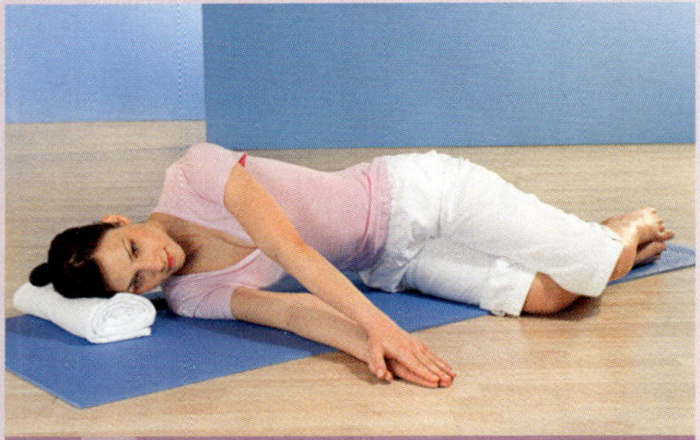

7 2-mal je Seite

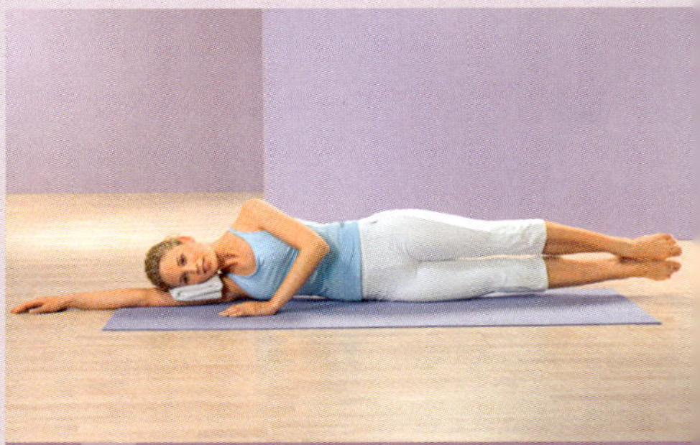

8 4-mal je Seite

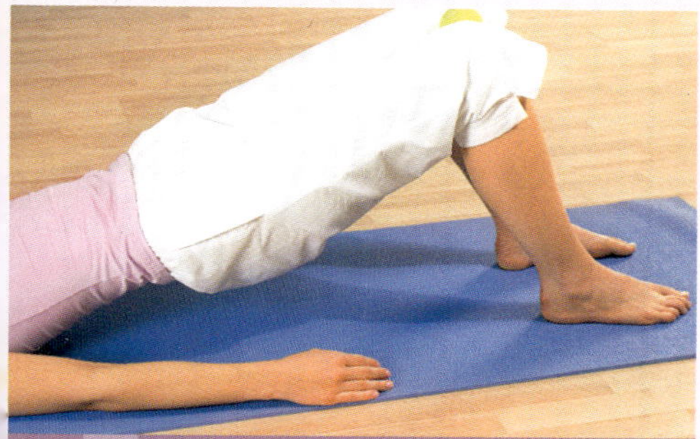

9 5-mal

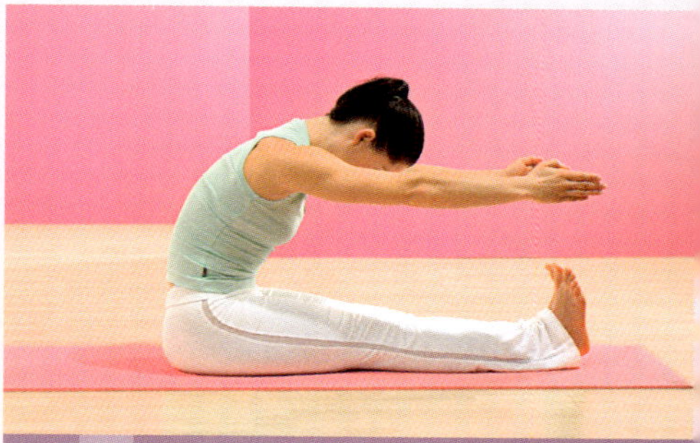

10 3-mal

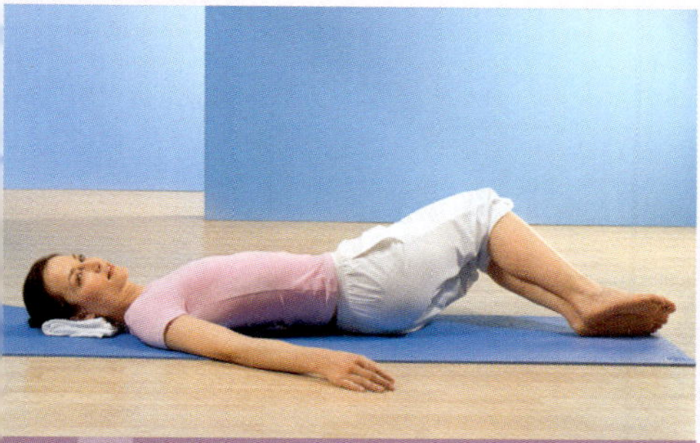

11 3- bis 4-mal je Seite, abwechselnd

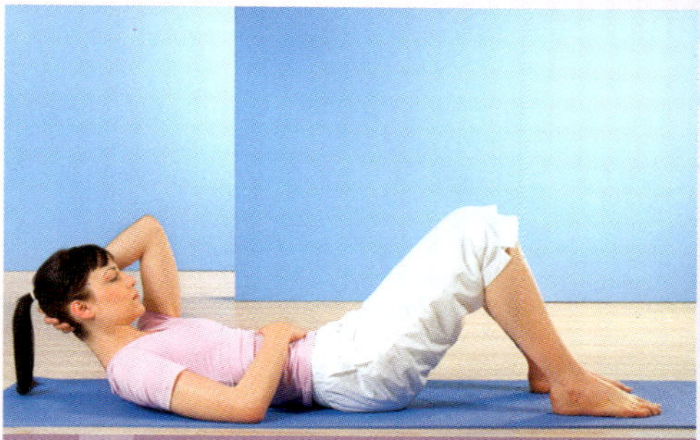

12 5-mal, dann Hände wechseln

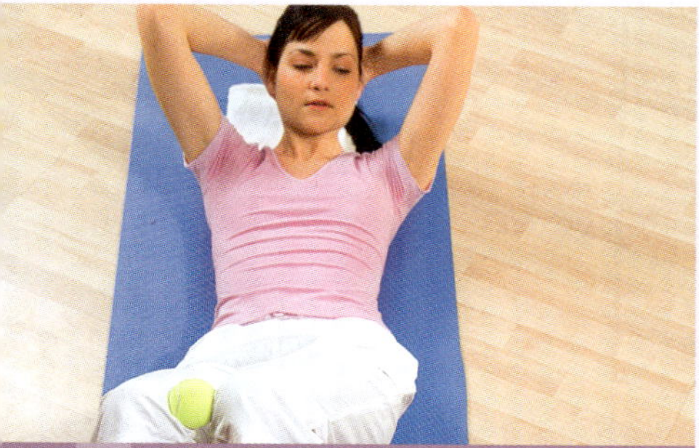

13 5-mal je Seite

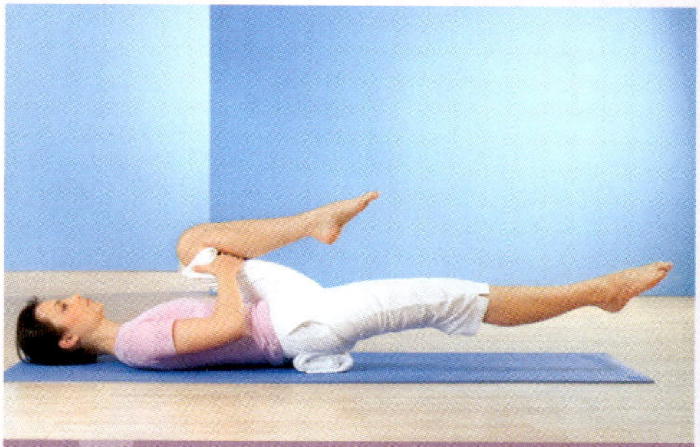

14 1-mal je Seite

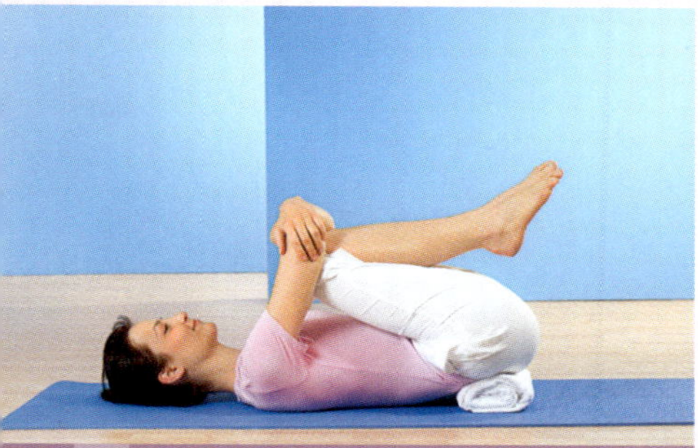

15 1-mal

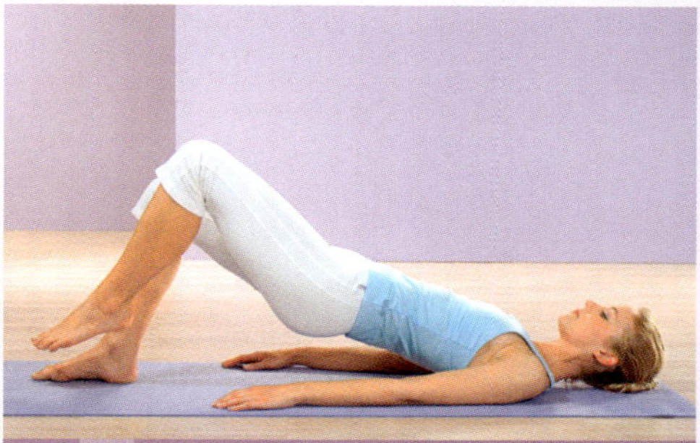

16 3-mal je Seite

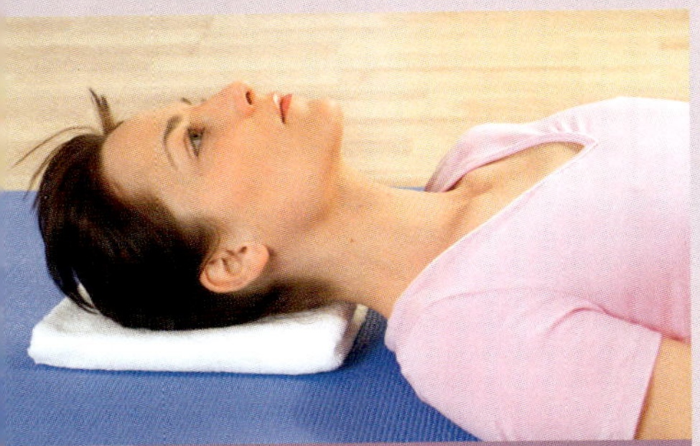

1 5- bis 10-mal

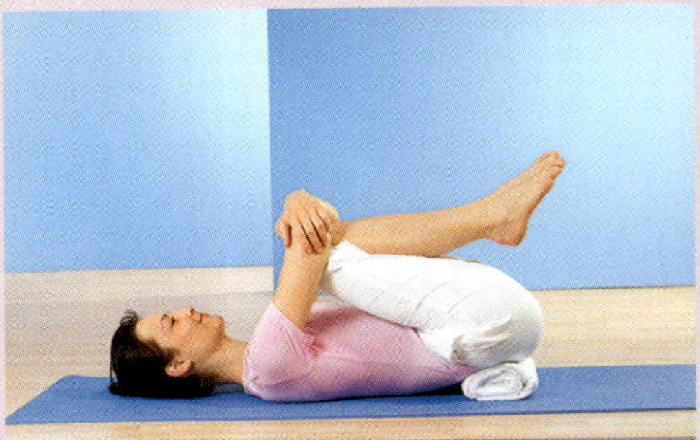

2 1-mal

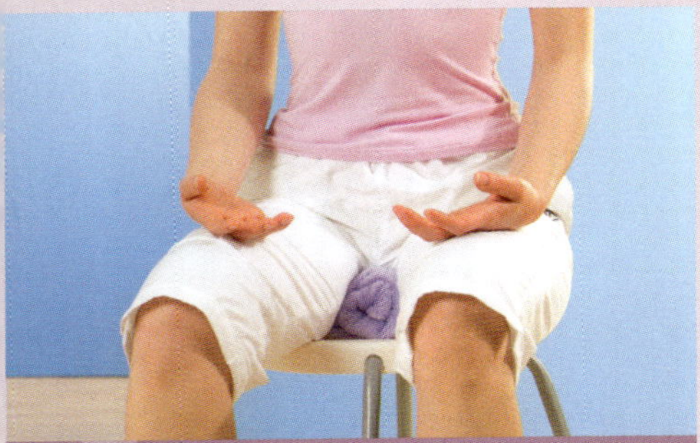

3 5-mal

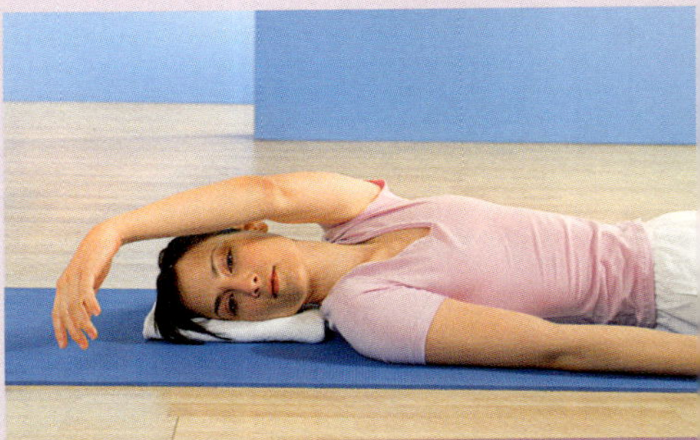

4 4- bis 5-mal je Seite

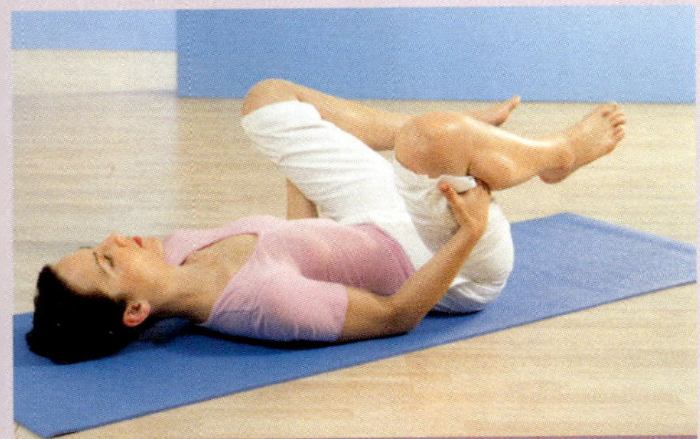

5 4- bis 5-mal je Seite

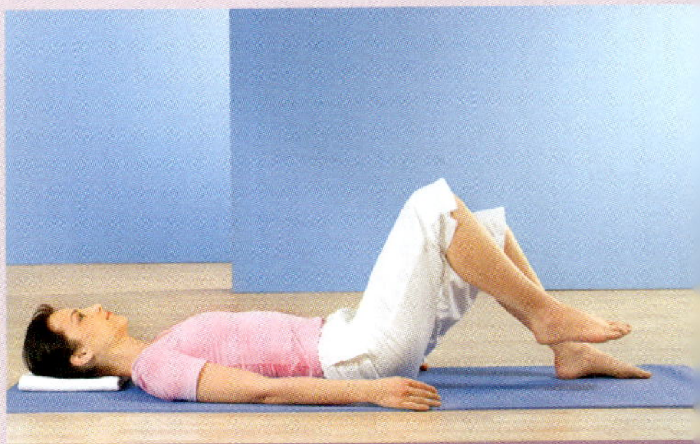

6 3-mal je Seite, immer abwechselnd

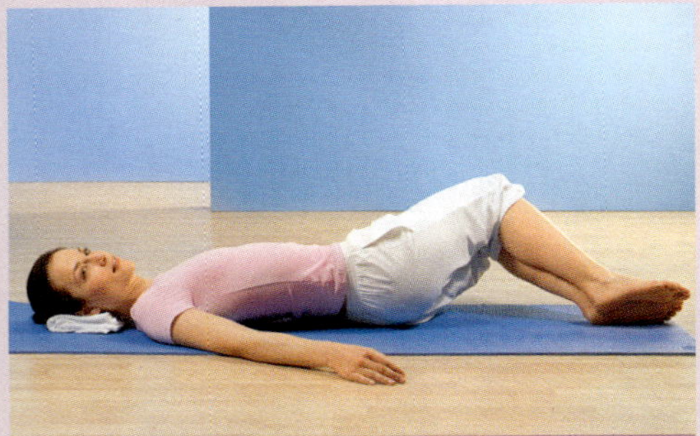

7 3- bis 4-mal je Seite, abwechselnd

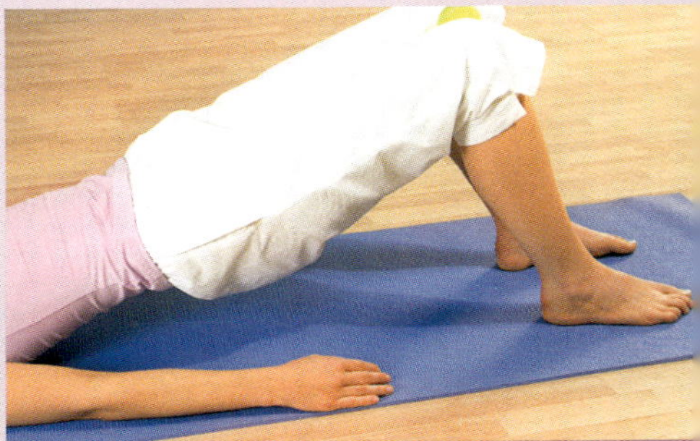

8 5-mal

Entspannungs-Workout

Nehmen Sie sich Zeit, die Seele baumeln zu lassen und den Körper ins Lot zu bringen. Als Belohnung winken Ausgeglichenheit und Wohlbefinden.
Dauer: etwa 20 Minuten

1. Nasenkreise (Seite 66)
2. Dehnung Rückenstrecker (Seite 63)
3. Beckenboden-Aktivierung (Seite 51)
4. Armkreise (Seite 44)
5. Beinkreise (Seite 45)
6. Knie heben (Seite 54)
7. Hüfte rollen (Seite 58)
8. Wirbelsäule aufrollen (Seite 59)
9. Dehnung hintere Oberschenkelmuskeln (Seite 60)
10. Feldenkrais-Rotation (Seite 46)
11. Arme öffnen (Seite 55)
12. Torpedo (Seite 89)
13. Beckenschaukel (Seite 47)
14. Nacken strecken (Seite 68)
15. Päckchen (Seite 83)
16. Das Rad (Seite 73)

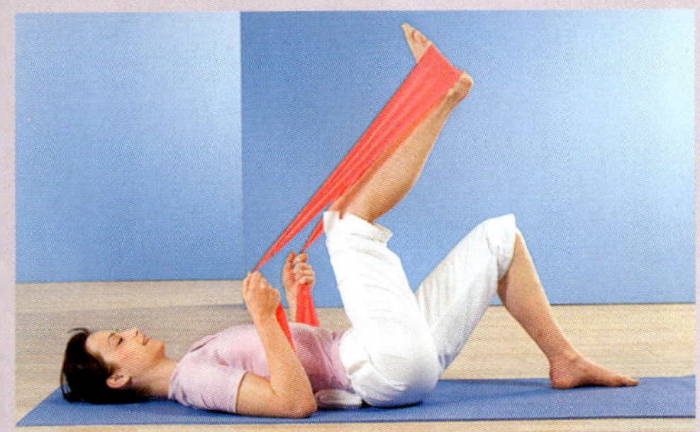

17 1-mal je Seite

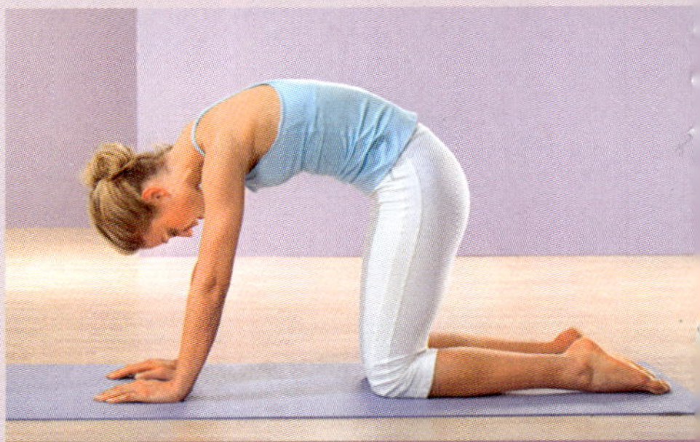

18 5-mal

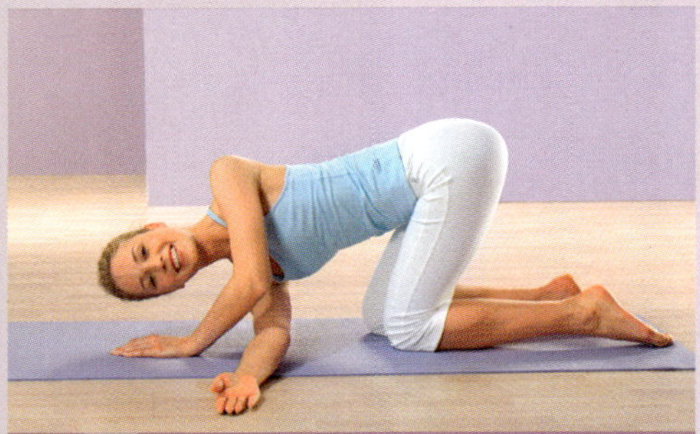

19 3-mal je Seite, immer abwechselnd

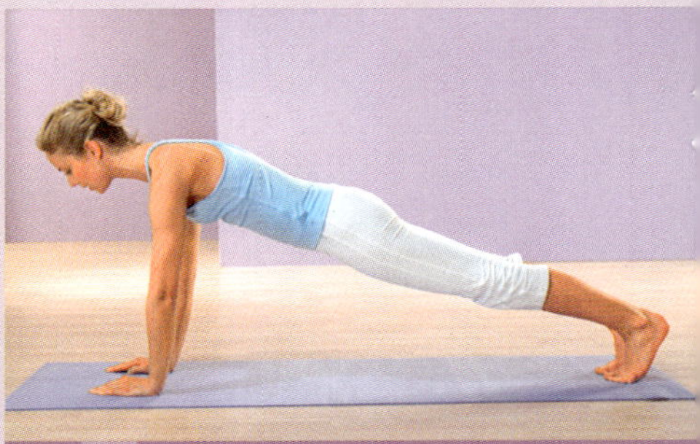

20 6-mal je Seite, immer abwechselnd

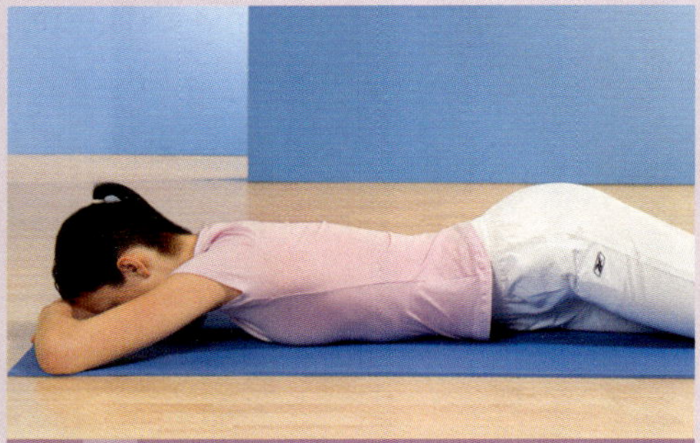

21 2- bis 3-mal je Seite

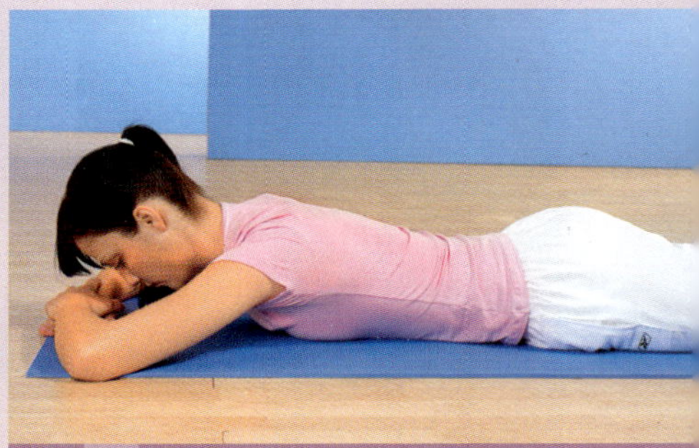

22 6- bis 7-mal

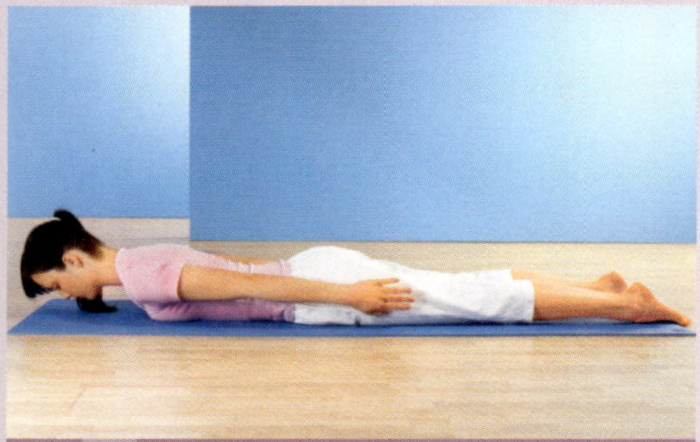

23 3-mal

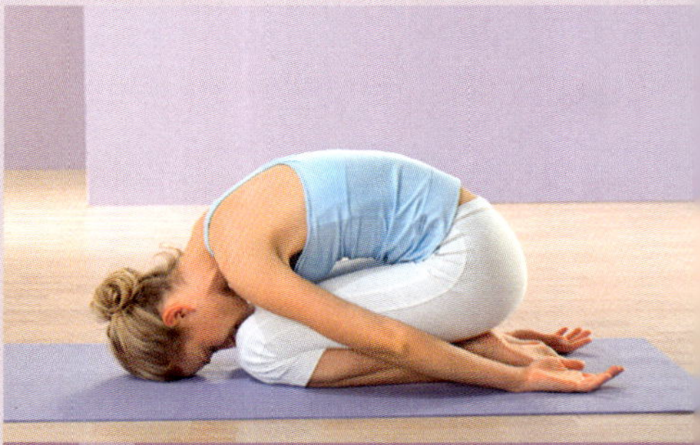

24 1-mal